Barbara Messer

100 Tipps für die Validation

Barbara Messer

100 Tipps für die Validation

2., aktualisierte Auflage

BRIGITTE KUNZ VERLAG

Bibliografische Information der Deutschen Nationalbibliothek
Die Deutsche Nationalbibliothek verzeichnet diese Publikation in der Deutschen Nationalbibliografie; detaillierte bibliografische Daten sind im Internet über http://dnb.ddb.de abrufbar.

ISBN 978-3-89993-483-0

Anschrift der Autorin:
Barbara Messer
Hirtenstraße 20
30974 Wennigsen

Die Autorin:
Barbara Messer ist Bachelor of Business Administration und examinierte Altenpflegerin. Sie verfügt über Ausbildungen in Sozialmanagement, Pflegedienstleitung, Validation, systemische Strukturaufstellungen und NLP. Seit 1999 ist sie selbstständige Trainerin und Beraterin für pflegerische Themen, Trainerin für Suggestopädie und ganzheitliches Lernen.
Themengebiete der Masemann+Messer GbR: Pflege – Training und Beratung, Unternehmenskultur, Team- und Personalentwicklung, Unternehmenstheater, Train the Trainer.

2., aktualisierte Auflage 2009

Brigitte Kunz Verlag

Satz: PER Medien+Marketing GmbH, Braunschweig
Druck: Druck Thiebes GmbH, Hagen

Inhalt

Dieses Buch ist allen Menschen gewidmet,
die »mehr oder weniger« erfolgreich 80, 90 und 100 Jahre alt geworden sind.
Wir können sie so lassen, wie sie sind,
sie sind bis hierher gekommen und sie kommen auch noch weiter!

Vorwort zur 2., aktualisierten Auflage

Vor einiger Zeit stellte ich während eines Seminars fest, dass ich die Validation wesentlich einfacher und schlichter erklärte, als ich es ursprünglich einmal bei Naomi Feil und Vicki de Klerk-Rubin erlernt hatte.
Durch die viele Praxis und die zahlreichen Fallbeispiele, die in unseren Trainings bearbeitet werden, haben wir die Erklärung nahezu unbemerkt vereinfacht.
Aus diesem Grunde bat ich den Verlag, das Buch überarbeiten zu dürfen.
Seit der ersten Auflage hat sich viel verändert. So habe ich unter anderem eine Ausbildung in systemischer Strukturauftstellung gemacht und durfte dabei wieder einmal erleben, wie wesentlich uns die Themen des eigenen Lebens begleiten. Nur wir allein können gewünschte Veränderungen vornehmen. Diese Erkenntnis begleitete mich bei der Überarbeitung dieses Buches.

Wennigsen, im August 2009 Barbara Messer

Einleitung

Die Sonne wecken

»In den alten Kulturen hatte jeder seine eigene Aufgabe, die ihm selbst Sinn und Bedeutung gab. So erhielt der Älteste des Stammes, wenn er zu alt und zu gebrechlich war, um noch andere Arbeiten zu verrichten, die verantwortungsvollste Aufgabe, nämlich jeden Morgen vor Sonnenaufgang die Sonne mit seinem Gesang und seiner Trommel zu veranlassen, auch tatsächlich aufzugehen. Ohne sein Ritual würde die Sonne verborgen bleiben und damit würde die Welt auch nicht weiter bestehen können …«

Diese Geschichte hörte ich von Dr. *Henning Alberts*, der sie wiederum von einem ihm bekannten Schamanen hatte, der sie von einem indianischen Freund aus dem Mittleren Westen der USA hörte, dessen Großvater dieses Ritual noch vollzogen hatte. So ist das eben bei der mündlichen Tradition.

Es ist eine Geschichte, die den alten Menschen in einen ganz anderen Rahmen setzt, als wir ihm gemeinhin in unserer Gesellschaft zubilligen. Diese Geschichte erzählt von der Achtung vor dem Alter, von der Bedeutung der Rolle und der Kompetenz alter Menschen.

Validation, für manche fast ein »Unwort«, passt in diesen Rahmen hinein. Für mich definiere ich Validation als Anerkennung dessen, was ist. *»Ein Mensch kann vier Wochen lang ohne Nahrung überleben. Aber er verkümmert sofort, wenn er nicht täglich eine Dosis Aufmerksamkeit erhält.«*[1] Um diese Aufmerksamkeit geht es in der Validation und in diesem Buch. Menschen, vor allem Helferinnen und Pflegende, die mit Validation arbeiten, versuchen nicht, einen alten Menschen, der in seiner Orientierung eingeschränkt ist, zu ändern. Sie lassen ihn einfach so, wie er ist.

Validieren ist keine Arbeit, keine Methode im eigentlichen Sinne. Es ist vielmehr eine Grundhaltung, die spürbar beim anderen ankommt; eine Haltung der liebevollen Aufmerksamkeit.

Dieses Buch ist als ein kleiner Alltagsratgeber gedacht, der Sie in ihrem beruflichen Alltag inspirieren und begleiten soll. Für mich begann die Validation 1994, als ich zum ersten Mal *Naomi Feil* kennen lernte und tief berührt war von ihrer ganzen Art und ihrer großen Fähigkeit, Echtheit in Begegnungen zu leben.

Was Validation tun kann, möchte ich Ihnen an einem kurzen Beispiel erklären:

1 So lässt sich ein Ausspruch von Luc de Clapiers, Marquis de Vauvenargues, sinngemäß übersetzen.

Berlin-Charlottenburg (für die Nichtberlinerinnen: ein recht vornehmer Stadtteil von Berlin), Karfreitag: Eine 84-jährige Dame im Pflegeheim ruft uns Pflegekräfte laut und dringend herbei. Sie erzählt uns, dass sie nun ein Baby bekäme und die Geburt nunmehr kurz bevorstünde.
Wir Pflegekräfte sind vorerst verwirrt, entscheiden uns dann, einen Arzt zu rufen. Wir haben Glück, es kommt eine verständnisvolle Ärztin vom ärztlichen Notdienst. Sie spricht allein mit der alten Dame und berichtet uns anschließend, dass die Bewohnerin seit ein paar Tagen nicht mehr abgeführt habe und sich nun im Bauchraum »voll« anfühle.
Erst nach Ostern ermöglicht mir die alte Frau ein Gespräch. Ich bin in ihrem Zimmer und räume nach der morgendlichen Körperpflege noch ein wenig auf, als sie auf einmal meine Hand fasst und zu erzählen beginnt: »Als ich 17 Jahre alt war, da gab es einen jungen Mann. Meine Eltern wussten nichts davon, auch nicht, dass ich schwanger wurde. Keinem konnte ich es erzählen, das tat man damals nicht. Mit der Schwangerschaft gab es Komplikationen, es war eine Eileiterschwangerschaft. Ich vertraute mich einem Krankenhaus an, danach konnte ich nie wieder schwanger werden.«
Ich sehe sie an, ihre Augen sind voller Tränen, sie atmet hastig und erzählt weiter: »Als mein damaliger Freund davon erfuhr, ließ er mich sitzen. Ich habe ihn schmerzlich vermisst und noch oft an damals gedacht. Auch als ich Jahre später verheiratet war. Meine Eltern haben es nie erfahren.«
Mittlerweile haben wir uns hingesetzt, mir sind die Beine schwer geworden, denn ich bin im sechsten Monat schwanger. Was bleibt uns anderes übrig, als gemeinsam zu weinen. Über ihr verlorenes Kind, die ersehnten und nie geborenen Kinder, die Scham, die Demütigung bei der Operation, den schmerzhaften Verlust, die vermisste Liebe, die fehlende Geborgenheit der Eltern.
Dieses Sitzen und miteinander Weinen ist bereits Validation, ohne dass ich als Pflegende etwas **Besonderes** tue. Meine Aufgabe besteht schlicht und einfach darin, mich für den Schmerz der alten Frau zu öffnen.
Wenn wir in unserem Alltag, in der Pflege von Menschen und in unserem eigenen Leben, sensibel sind, dann fällt uns validieren, die Annahme des Anderen, leicht. Sind wir nicht im Fluss mit uns, liegt uns selber etwas auf der Seele, wissen wir nicht, wo uns der Kopf steht, dann führt selbst eine klassische Validationstechnik nicht zum erwünschten Erfolg. Es fehlt unser Gespür, unsere Nähe spendende innere Haltung.
So ist es auch, wenn es um Humor geht. Zum Teil löst ein Lachen, ein auf den ersten Blick albern anmutendes Winken, Verwirrung bei dem einen oder anderen

Pflegenden aus. Mit einer entsprechenden inneren Haltung baut es aber eine Brücke zwischen zwei Menschen und genau darum geht es bei der Validation: Brücken bauen von Menschen zu Mensch.

Was genau ist nun Validation?

Lassen Sie mich noch ein kurzes Beispiel aus der Praxis anführen:
Es ist ein Mittwoch, gegen 13:30 Uhr, wir befinden uns in einem deutschen Altenheim:
Zwei Pflegekräfte sitzen im Dienstzimmer. Sie genießen den kurzen Moment Ruhe nach der Dienstübergabe und kommen miteinander ins Gespräch:
Anja: »Sag mal, Elisabeth, wie kommst Du mit der neuen Frau Schlussnuss zurecht? Ich habe Schwierigkeiten, sie zu verstehen, sie macht mir Angst, weil ich nicht weiß, was sie will.«
Elisabeth: »Du fühlst Dich hilflos?«
Anja: »Ja, genau, sie raubt mir den Überblick über die Situation. Zum Beispiel gestern Nachmittag: Gegen 16 Uhr lief Frau Schlussnuss auf dem Flur auf und ab, wollte wieder zu ihrer Mutter und erzählte etwas von Hochwasser. Du glaubst nicht, wie angespannt sie war. Absolut zielstrebig ist sie dann nach draußen gegangen. Ich konnte sie nicht davon abhalten, das Haus zu verlassen. Erst wollte ich sie beruhigen, in den Arm nehmen und so. Ein wenig habe ich sie auch festgehalten, denn ich hatte Angst, dass sie sich verletzt, z. B. vor ein Auto läuft.«
Elisabeth: »Ich kann mir das ganz gut vorstellen. Irgendwie scheint sie in dieser Stimmung unerreichbar zu sein.«
Anja: »Ja genau, als wenn sie mich gar nicht bemerkt hat. Sie lief immer weiter und redete abwechselnd vor sich hin oder etwas mit mir. Du kannst Dir nicht vorstellen, wie peinlich das war! Es kamen immer mehr Menschen, denen die ganze Situation aufgefallen ist. Das machte mir ganz schön Stress. Frau Schlussnuss ging dann schnurstracks auf das Haus neben der Post drauf zu, dort wo der Zaun ist und hielt sich daran fest. Sie weinte und schrie abwechselnd. Mir selber kamen auch die Tränen, ich habe mich so elend gefühlt. Ich wusste absolut nicht mehr, was ich machen sollte.«
Elisabeth: »Oh je, das muss fürchterlich gewesen sein, oder?«
Anja: »Ja, irgendwann wurde sie müde und ließ sich wieder ins Haus holen. Unglaublich schlecht habe ich mich gefühlt. Sie wollte dann gleich in ihr Zimmer und hat sich auf ihr Bett gelegt. Dann war es so eine Mischung aus Weinen und Schlafen, ein bisschen bin ich noch bei ihr geblieben, dann brauchte ich erst mal einen Kaffee.«

Elisabeth: »Jetzt versteh ich Deinen komischen Eintrag im Pflegebericht, der kam mir gleich seltsam vor.«
Anja: »Weißt Du, Elisabeth, normalerweise sage ich ihr ja, dass ihre Mutter nicht mehr lebt und dann ist sie erst traurig, hört dann aber auf, die Mutter zu suchen. Wobei das doch eigentlich unfair ist. Was meinst Du? Hattet Ihr dazu etwas in Deiner Ausbildung?«
Elisabeth: »Ja, das hieß Validation. Da ging es darum, dass wir Pflegekräfte uns auf die alten Menschen, die in diesen desorientierten Situationen sind, einstellen sollen. Also nicht an unserer Realität orientieren.«
Anja: »Das habe ich jetzt nicht ganz verstanden. Wir sollen in diesem »Wirrwarr« mitspielen, oder so tun, als wenn das alles stimmt?«
Elisabeth: »Nee, so nicht. Aber wir sollen uns auf die Situation, die die betroffene Person erlebt, einstellen und zwar mit der Absicht, dass sie sich verstanden fühlt. Aber weißt Du, ich muss jetzt los, meine Tochter ist heute Mittag allein zuhause, ich möchte gleich dort sein. Ist es o.k., wenn ich Dir morgen mehr erzähle?«
Anja: »Ja, lass uns morgen drüber sprechen, es macht mich nämlich neugierig.«

Wenn Sie jetzt auch neugierig sind, dann können wir anfangen!

1 Grundsätzliches zur Validation

1. Tipp: Erkennen Sie die Gefühlswelt des alten Menschen an

Der alte Mensch vermischt in seinem Alltag oft frühere Erlebnisse und das Heute. Übergänge zwischen Früher und Heute sind für ihn nicht immer erkennbar und auch die Orientierung im Heute ist nicht immer möglich und gewollt.

Für uns als Begleitende und Pflegende bedeutet Validation, diese – ganz eigene – Erlebniswelt anzuerkennen und dem alten Menschen nicht unsere Version der Welt »aufzudrücken«

»Jemanden zu validieren bedeutet, seine Gefühle anzuerkennen, ihm zu sagen, dass seine Gefühle wahr sind. Das Ablehnen von Gefühlen verunsichert den anderen. In der Methode der Validation verwendet man Einfühlungsvermögen, um in die innere Erlebniswelt der sehr alten, desorientierten Person vorzudringen. Einfühlungsvermögen – »in den Schuhen des anderen gehen« schafft Vertrauen. Vertrauen schafft Sicherheit, Sicherheit schafft Stärke – Stärke stellt das Selbstwertgefühl wieder her, Selbstwertgefühl verringert Stress. Validations-Anwender haben die Signale ihres Patienten aufzufangen und in Worte zu kleiden. So validieren sie ihn und geben ihm seine Würde zurück.«[2]

Die Gefühle kommen unzensiert und unvermutet aus dem betroffenen Menschen heraus, quasi überraschend. Selten kann er sie erklären und begründen. Das ist aber auch gar nicht seine Aufgabe. Wichtig ist vielmehr, dass wir ihm seine Gefühle und seine Gefühlswelt glauben.

2. Tipp: Schaffen Sie Vertrauen durch Wertschätzung

»Manche desorientierte Menschen ziehen sich nicht mehr in die Vergangenheit zurück, wenn sie sich in der Gegenwart als stark, geliebt und nützlich erfahren. Andere bleiben lieber in der Vergangenheit. Es gibt keine Universalformel, aber alle fühlen sich glücklicher, wenn sie anerkannt werden.«[3]

---

2 Feil, N.: Validation – Ein Weg zum Verständnis verwirrter alter Menschen. Reinhardts Gerontologische Reihe, München 1999.

3 Ebd.

3. Tipp: Akzeptieren Sie die Rückkehr in die Vergangenheit

Kennen Sie das: Die alte Frau, die mit der Hand immer über die Tisch streicht und behauptet, sie würde bügeln? Sie befindet sich eindeutig in der Vergangenheit und ist eifrig darum bemüht, ihre Arbeit gut zu machen.
Naomi Feil, die 1963 eine Stelle im Montefiore-Altersheim in Cleveland annahm, machte ebenfalls Begegnungen dieser Art. Damals begann man gerade mit dem so genannten Realitäts-Orientierungs-Training und für Naomi Feil begann eine Zeit der schmerzhaften Erlebnisse. So berichtet sie: *»Ein Mitglied der Gruppe stand auf und erklärte beim Hinausgehen: »Ich muss nach Hause, das Essen für meine Kinder machen.« Ich sagte: »Frau Kessler, Sie können nicht nach Hause. Ihre Kinder sind nicht dort. Sie leben jetzt im Montefiore-Altersheim.« Darauf antwortete sie: »Das weiß ich. Seien Sie nicht so dumm! Deshalb muss ich sofort weg. Ich muss nach Hause, das Essen für meine Kinder herrichten!« Kein einziger Hinweis auf die Realität konnte Frau Kessler überzeugen. Sie fühlte sich im Heim unnütz, verlangte nach ihrem Zuhause und nach ihrer früheren Rolle als Mutter dreier Kinder. Vor sich hinmurmelnd wandte sie sich von mir ab: »Was weiß die (sie zeigte auf mich) schon davon. Was glaubt sie, wer sie ist!«*[4]
Ein anderer »Fall« von Naomi Feil war ein Bewohner namens Isidor Rose. Er beschuldigte den Verwalter des Altenheims, ihn auf dem Dachboden »kastriert« zu haben. Noch einmal Naomi Feil in eigenen Worten: *»Fünf Jahre lang versuchte ich, Herrn Rose an der Realität zu orientieren. Als der Verwalter pensioniert wurde, sagte Herr Rose zu mir: »Sie haben recht. Er hat mich nicht gequält. Ich tauge nichts und habe nie etwas getaugt.« Das waren seine letzten Worte an mich.«*[5]
Isidor Rose war der erste »Fall« von Naomi Feil. Der frühere Rechtsanwalt lebte jahrelang im Altenheim und konnte nicht mehr richtig sprechen. Früher war er jeden Tag in seine Kanzlei gegangen, jetzt schrie er nur noch zwei Namen und eine Zahl und schlug sich mit dem Gehstock ständig aufs linke Knie. Isidor hasste den Heimleiter und verfluchte den Dachboden des Hauses. Er war ein alter Mann und galt als schizophren.
Diesem Urteil hatte sich auch Naomi Feil angeschlossen. Erst zu spät erkannte sie die Zusammenhänge zwischen dem undurchschaubaren Verhalten ihres Patienten und seinem unaufgearbeiteten Leben. Isidor war für seinen Vater ein wertloses Kind und wurde auf dem Dachboden des Elternhauses missbraucht. Im Leiter des Altersheims

[4] Ebd.
[5] Ebd.

sah er den eigenen Vater. Isidor war kein sehr erfolgreicher Anwalt. Einen wichtigen Prozess verlor er, obwohl er im Recht war, die Prügeleinheiten aufs eigene Knie sollten eine Strafe für den ehemaligen Richter sein. Die Namen und Zahlen, die er immer ausrief, waren die Anschrift seiner Kanzlei, seines ganzen Stolzes.[6]

Diese beiden Beispiele führt Naomi Feil dafür an, dass sie die Validation von den Menschen lernte, mit denen sie arbeitete. Sie sagt: »*Ich lernte es als Ausdruck von Weisheit zu sehen, wenn alte Menschen durch die Rückkehr in die Vergangenheit zu überleben versuchen*«.[7]

Tatsächlich tun wir das alle von Zeit zu Zeit: Da tauchen die wunderbaren Erinnerungen daran auf, als die Kinder noch ganz klein waren, diese unsagbar innige Nähe. Oder Gedächtnisbilder aus dem Garten der Großeltern, wo man an heißen Sommertagen unter dem schattigen Kirschbaum saß und kühle Limonade trank. Es werden immer mehr Erinnerungen, die sich im Lauf unseres Lebens ansammeln. Das ist ein höchst kostbarer Schatz, über den wir da im Alter verfügen.

4. Tipp: Beharren Sie nicht auf Ihrer Wahrnehmung

Wir alle kennen solche Beispiele aus unserem Berufsalltag:

- Eine alte Frau möchte heim zu ihren Kindern.
- Die eigene Mutter wird gesucht, obwohl sie nicht mehr lebt.
- Ein alter Mann will jeden Tag zur Arbeit.
- Alte, chronisch desorientierte Menschen laufen auf den Fluren der mehr oder weniger reizarmen Altenpflegeeinrichtungen herum, reagieren mit Ablehnung (verbal und nonverbal), wenn man sie in ihrem Tun »stört«.
- Alte Menschen haben Angst, vergiftet zu werden.
- Alte Menschen befürchten, dass jemand unter ihrem Bett liegt.
- Alte Menschen horten und verstecken Lebensmittel.
- Babys werden »geboren«.
- Ein alter Mensch liegt im Krankenhaus und denkt, er ist zuhause

Wenn wir auf diese Verhaltensweisen mit Realitätsorientierung reagieren, ernten wir Traurigkeit, Wut, Verzweiflung, Aggression. Mit unserem Beharren auf der Realität, wie wir sie wahrnehmen, zwingen wir die alten Menschen in die Verteidigung.

---

6 http://www.nixlein.de/validation1.htm

7 Feil, N.: Validation – Ein Weg zum Verständnis verwirrter alter Menschen. Reinhardts Gerontologische Reihe, München 1999.

Die Folge: Sie reagieren wütend oder traurig oder verzweifelt. Wir haben ihnen ja nicht geglaubt und diese Weigerung bringt ihre Gefühle noch mehr in Wallung. Insofern ist es also sinnvoll, ihnen zunächst zu glauben und so eine Beziehung zu ihnen aufzubauen.

5. Tipp: Machen Sie sich einige Grundannahmen der Validation bewusst

Naomi Feil entwickelte im Laufe der Zeit folgende **Grundannahmen** zu ihrer Validation, die auch auf der wissenschaftlichen Arbeit anderer ruhen (in Auszügen):

- Akzeptieren Sie ihren Patienten, ohne ihn zu beurteilen. (Carl Rogers)
- Der Therapeut kann weder Einsicht verschaffen, noch das Verhalten ändern, wenn der Patient nicht bereit ist, sich zu ändern oder nicht die kognitive Fähigkeit zur Einsicht besitzt. (Sigmund Freud)
- Gefühle, die ausgedrückt und dann von einem vertrauten Zuhörer bestätigt und validiert wurden, werden schwächer; ignorierte oder geleugnete Gefühle stärker. Aus einer nicht beachteten Katze wird ein Tiger. (C. G. Jung)
- Jedes Lebensstadium hat seine spezifische Aufgabe, die wir zu einem bestimmten Zeitpunkt unseres Lebens lösen müssen. Wir müssen danach streben, diese Aufgabe zu erfüllen und dann zur nächsten schreiten. (Erik Erikson)
- Eine übergangene Aufgabe meldet sich in einem späteren Stadium wieder. (Erik Erikson)
- Wenn das Kurzzeitgedächtnis versagt, stellen sehr alte Menschen durch frühe Erinnerungen das Gleichgewicht wieder her. Versagt der Gesichtssinn, sehen sie mit dem inneren Auge; versagt der Gehörsinn, so hören sie Klänge aus der Vergangenheit. (Wilder Penfield)
- Frühe, gefestigte Erinnerungen überleben bis ins hohe Alter. (F. G. Schettler und G. S. Boyd)
- Das Gehirn ist nicht der einzige Verhaltensregulator im hohen Alter. Verhalten beruht auf einer Kombination von körperlichen, sozialen und intrapsychischen Veränderungen, die im Laufe des Lebens stattfinden. (Adrian Verwoerdt)

In diesen Grundannahmen liegt der tiefe Sinn der Validation. Sie erklären das Verhalten alter, desorientierter Menschen oder geben zumindest eine mögliche Deutung dafür. Aus ihrem großen Erfahrungsschatz sowie dem fachlichen Input heraus schuf *Naomi Feil* damit eine Basis, um alte, desorientierte Menschen anders zu betrachten.

Jede der oben angeführten Aussagen ist übrigens bereits eine Lösung für eingefahrene Situationen!

6. Tipp: Ändern Sie Ihre Perspektive

In stressigen Situationen fehlt uns manchmal die Geduld, bestimmte Verhaltenweisen von alten, desorientierten Menschen zu verstehen und zu akzeptieren. Wie z. B.:

- alle drei Minuten nach der Uhrzeit fragen;
- immer an der Seite einer Pflegekraft sein;
- Schreien, Rufen, Kreischen über längere Zeiträume;
- stundenlanges Herumirren, Herumlaufen;
- engmaschiges Wiederholen bestimmter Sätze, Wörter;
- sehr häufiges Fragen nach (evtl. verstorbenen) Angehörigen;
- woanders hin wollen.

Wenn Sie jetzt aber annehmen, dass es einen Grund für dieses Verhalten gibt, ändern Sie Ihre Perspektive. Sie erkennen, dass der Betroffene nicht grundlos so ist oder so handelt. Er wird quasi dazu angetrieben, er hat wahrscheinlich gar keine andere Möglichkeit, als so zu handeln. Vielleicht möchte er sich selber ganz anders verhalten, sieht aber in diesem Moment keine andere Möglichkeit.

Ein Beispiel:

Ein alter Mensch hat keinerlei zeitliche Orientierung mehr. Er irrt herum und ist vollkommen unsicher. Vielleicht hat er das Gefühl, er müsse er irgendwohin oder irgendeine Zeit einhalten, so wie er es aus seinem früheren Leben gewohnt ist.

Dann findet er plötzlich jemanden, der ihn freundlich anschaut und sofort fragt er alte Mann: »Wissen Sie, wie spät es ist?« Kaum hat er die Antwort gehört, ist sie auch schon wieder vergessen und das ist ihm womöglich sehr peinlich.

Wenn Sie nun verständnisvoll reagieren, können Sie dem alten Menschen möglicherweise einen Ausweg aus seinem Dilemma zeigen.

7. Tipp: Rechnen Sie immer mit der Vergangenheit

Unsere Vergangenheit hinterlässt Spuren in uns. Situationen, die wir aktuell erleben, können uns an Vergangenes erinnern. Dies kann bei sehr schlimmen und traumatisch erlebten Ereignissen äußerst schmerzhaft sein. *Martina Böhm* hat eine Tatsache untersucht und veröffentlicht, die bislang eher verschwiegen wurde: Vergewaltigungen, die während des Zweiten Weltkrieges begangen wurden.

»Einige der alten Frauen, die uns in der Pflege begegnen, sind Frauen, die im Zweiten Weltkrieg in den ehemals deutsch besetzten Ländern gelebt haben und später vertrieben, umgesiedelt wurden oder ausgewandert sind und Frauen jeglicher Herkunft, die aus den unterschiedlichen Gründen in Konzentrationslager verschleppt worden wurden. Bei all diesen Frauen ist zu bedenken, dass sie sexualisierte männliche Gewalt erlebt haben können.«[8]

Dieses Erlebnis aus der Vergangenheit kann zurückkehren. Da reicht es aus, dass sich eine Stimme ähnlich anhört, oder dass sich ein unbekannter Mann nähert. Es genügt ein Geruch, eine bestimmte Situation, um die Vergangenheit auf schreckliche Weise zur Gegenwart werden zu lassen. Gerade pflegerische Handlungen können solche äußerst schmerzhaften Erinnerungen auslösen:

- Bei der Körperpflege (Berührungen, Mund- und Intimpflege. Dabei sein, wenn sich eine alte Frau auszieht ...)
- Bei der Inkontinenzversorgung (Begleitung der Toilettengänge, DK-Pflege und -wechsel ...)
- Überall dort, wo eine alte Frau etwas machen soll, was sie gar nicht möchte.

Rechnen Sie also damit, dass eine Abwehr gegen eine Handlung sich eigentlich nicht gegen die Handlung richtet, sondern gegen das, was sie beim alten Menschen auslöst. So kann es durchaus sein, dass nicht das Waschen an sich abgelehnt wird, sondern die Art und Weise, in der es geschieht.

Ähnliches trifft zum Teil auch auf Männer zu, die sexualisierte Gewalt erleben haben, und auch auf die ganze Fülle anderer schlimmer Erfahrungen, die zwischendrin wieder auftauchen. Zum Beispiel Lagererfahrungen, Erinnerungen an verstorbene Kindern, Schützengrabenerlebnisse, etc.

Ein weiterer wichtiger Hinweis: »Welche Ausschnitte der Vergangenheit und der Zukunft wir wahrnehmen, hängt nicht wenig davon ab, wie es uns gerade geht, wie wir »drauf sind«, was uns beschäftigt, anregt oder umgibt. Selbst ähnliche Erlebnisse können uns – abhängig vom momentanen Zustand – in unterschiedlichem Licht erscheinen, ihre Bedeutung verändern. ... Umgekehrt ist, wie wir die Gegenwart erleben, stark davon geprägt, welche anderen Bereiche unserer Erfahrungswelt innerlich »angeschlossen« sind. In jede Richtung kann eine aufkommende Erinnerung die Gegenwart beeinflussen, ebenso wie der Gedanke an ein bevorstehendes Ereignis.« (Isert & Rentel 2000, S.49)[9]

---

8 Böhmer, M.: Erfahrungen sexualisierter Gewalt in der Lebensgeschichte alter Frauen. Mabuse Verlag, Frankfurt 2000.

9 Isert, B., Rentel, K.: Wurzeln der Zukunft. Junfermann Verlag, Paderborn 2000.

8. Tipp: Spielen Sie kein Theater

Validation ist nicht:

- das Lösen von Problemen und Konflikten, die ein alter Mensch erlebt,
- Psychotherapie,
- Theater spielen,
- Mitleiden,
- eine oberflächliche Antwort auf verbaler Ebene,
- zeitaufwändig.

Validation ist etwas, das von Herzen kommt und auch vom Herzen zu spüren ist. Da die emotionale Ansprechbarkeit bei Menschen mit Demenz sehr hoch ist, spüren diese genau, wann wir ihnen oberflächlich begegnen, wann wir unehrlich sind und wann wir ihnen etwas »vormachen«.

Vormachen oder Theater spielen kennzeichnet Situationen wie diese:

»Hallo, wo ist meine Mutter?« – »Ihre Mutter hat gesagt, Sie sollen hier warten!«

9. Tipp: Beachten Sie die Grundlagen der Validation

Naomi Feil entwickelte die Validation nicht nur aus ihren praktischen Erfahrungen heraus. Sie griff – wie gerade gesagt – auf Theorien und Erfahrungen anderer zurück.

Erik Erikson lieferte eine Erklärung für das Verhalten vieler alter, desorientierter Menschen. *Feil* setzte dem Modell der Lebensstufen noch etwas hinzu: Sehr hohes Alter, die Aufgabe, die Vergangenheit zu verarbeiten und bei Misslingen der Aufgabe: Vegetieren.

Von *Carl Rogers* übernahm sie das Prinzip der einfühlsamen Grundhaltung in der Gesprächsführung, die Empathie und teilweise auch das Spiegeln.

Aus dem NLP (Neurolinguistisches Programmieren) übernahm sie Ansätze der Ansprechbarkeit über die bevorzugten Sinneskanäle und die Absicht, einen Validationskontakt so zu beenden, dass der Klient ihn als angenehm und schön empfindet.

10. Tipp: Lernen Sie das Modell der Lebensaufgaben kennen

Für die Validation ist *Eriksons* Modell der »Acht Stufen des menschlichen Lebenszyklus« unentbehrlich. Es zeigt zum einen Erkenntnisse für die Lebenssituation der Klienten auf, zum anderen kann es uns Anstöße geben, selber erfolgreich zu altern.

Eriksons Werke sind allgemein faszinierend, speziell für die Altenpflege bekommt sein Modell der Persönlichkeitsentwicklung – Die acht Stufen des menschlichen Lebenszyklus – eine besondere Bedeutung.
Es war *Erik Erikson*, der als Erster ein Gesamtmodell des Lebensweges entwarf, wonach sich jedem Menschen in acht großen Entwicklungskrisen von der Geburt bis zum Tod Grundaufgaben, Grundprobleme menschlicher Existenz stellen. Diesen Phasen gab *Erikson* Überschriften, die möglichst prägnant Chancen und Risiken eines Lebensabschnitts bezeichnen sollten.[10]
Erikson ging davon aus, dass jedem Entwicklungsschritt unseres Lebens eine spezielle Lebensaufgabe zugeordnet ist, deren Lösung oder Scheitern für unser weiteres Leben entscheidend ist. Nach *Erikson* sind wir zeitlebens bemüht, diese Lebensaufgaben zu lösen.
Tabelle 1 gibt einen Überblick über diese Aufgaben und stellt kurz die Konsequenzen vor, wenn sie nicht bewältigt werden.
Betrachten wir dieses Modell genauer, lässt sich daraus sehr viel Verständnis für das alltägliche Handeln von Menschen mit Demenz gewinnen.

Tabelle 1: Die Lebensaufgaben nach Erikson.[11]

Stadium	Aufgabe	Misslingen der Aufgabe
1. Frühkindliches Alter	Grundlegendes Vertrauen, Vertrauen lernen	Misstrauen »Ich bin nicht lebenswert«
2. Das Kleinkindalter	Selbstkontrolle über Ausscheidungen, Willensbildung, beginnende Autonomie durch wachsende Körperbeherrschung	Scham- und Schuldgefühle (extremer Art)
3. Das Kindergartenalter (3. Lebensjahr)	Ausprägung von Lustgefühlen (Libido) Identifikation mit der Wertewelt der Eltern (Moralsystem)	Schuldgefühle
4. Die Schulzeit	Entwicklung eines »Werkssinnes«, Entwicklung der kognitiven Fähigkeiten, Wissenserweiterung	Unzulänglichkeit und Minderwertigkeit
5. Adoleszenz	Identität finden Abnabelung von den Eltern	Unsicherheit, unklare Rollen »Ich bin nur jemand, wenn ich geliebt werde«

[10] Conzen, P.: Erik H. Erikson. Kohlhammer Verlag, Stuttgart, Berlin, Köln 1996.
[11] Scharb, B.: Spezielle validierende Pflege. Springer Verlag, Wien, New York 1999.

Stadium	Aufgabe	Misslingen der Aufgabe
6. Erwachsene	Intimität lernen, Verantwortung für Gefühle, Misserfolge und Erfolge übernehmen	Isolation, Abhängigkeit
7. Lebensmitte	Neue Aktivitäten entwickeln, wenn die alten Rollen überholt sind	Stagnation, Festhalten an alten Rollen
8. Alter	Das Leben resümieren, innere Stärke, Integrität finden	Verzweiflung »Ich könnte ebenso gut tot sein«

11. Tipp: Fördern Sie das Vertrauen

Die größte Aufgabe in der frühkindlichen Phase ist der Erwerb von Vertrauen. *Erikson* versteht darunter eine auf die Erfahrungen des ersten Lebensjahres zurückgehende Einstellung zu sich selbst und zur Welt: »*Mit* ***Vertrauen*** *meine ich das, was man im allgemeinen als ein Gefühl des* ***Sich-Verlassen-Dürfens*** *kennt, und zwar in bezug auf die Glaubwürdigkeit anderer wie die Zuverlässigkeit seiner selbst.*«[12]
Kommt ein Kind zur Welt, ist normalerweise die allererste und intensivste Beziehung die zur Mutter. Meist ist die Beziehung eng, ganz unmittelbar und geprägt durch eine körperliche, liebevolle Berührung und Erfahrung. Für das Kind, das noch kein Zeitgefühl hat, sich Situationen nicht logisch erklären kann, scheint dieser Zustand immerwährend. Die Welt ist in Ordnung.
Dann kommen die ersten Störungen, die Mutter verschwindet für eine geraume Zeit und das Kind bleibt zurück. Jetzt muss es lernen, dass die Mutter immer wieder zurückkommt, es muss Vertrauen aufbauen und sich das Wissen erwerben, dass die Mutter es nicht im Stich lässt. Wenn das Kind aber erlebt, dass die geliebte Person nicht wiederkommt, wenn es »weggelegt« wird, dann wird hier bereits der Same für ein lebenslanges Misstrauen gelegt.
Wir alle kennen Klienten, die sich nicht sicher sind, ob das Portemonnaie nicht doch gestohlen worden ist; die sich nicht sicher sind, ob man »der nebenan trauen darf« etc.
Vertrauen ist der Schlüssel für viele echte Begegnungen und Kontakte. Pflegekräfte können durch vertraute Gegenstände (Kleidung, Fotos, Erinnerungsgegenstände) Kontinuität schaffen.
Vertrauen kann bedeuten, sich »fallen zu lassen« und dabei gehalten zu sein. Sich mit seinen »Urängsten« in die Hände eines anderen zu begeben.

---

[12] Erikson, E.: Identität und Lebenszyklus. Suhrkamp Taschenbuch Wissenschaft. Frankfurt 1973.

Aber: Drängeln Sie nicht, fordern Sie nicht das Vertrauen, sondern lassen Sie den alten Menschen selbst bestimmen, wie groß das Ausmaß des Kontaktes und der Begegnung sein soll. Ihre Aufgabe ist ein »Halten mit weit geöffneten Armen«.

12. Tipp: Lernen Sie, Schuldgefühle zu verstehen

»Im Stadium der späten Kindheit beginnen wir auf unsere Weise unseren »Rucksack« zu packen, den wir ein Leben lang mitschleppen: voll mit unbewältigten Schuldgefühlen, gegenüber unseren Eltern, unseren Partnern, unseren Kindern, den Patienten, den Kollegen; am falschen Ort zur falschen Zeit bei der falschen Person falsch gehandelt zu haben. Die Einflüsse der unterschiedlichen Sozialisation aus der Kindheit bei Gepflegten und Pflegenden – wie etwa unterschiedliche Moralbegriffe und ethische Einstellungen – sind oft sehr gegensätzlich und können zu erheblichen Konflikten im Pflegealltag führen.« (*Scharb* 1999).

Dies kann sich z. B. an folgenden Konfliktsituationen zeigen:

- ausgeprägtes sexuelles Verlangen,
- Beschäftigung mit den eigenen Exkrementen,
- Ausdruck spontaner, ungehemmter Gefühle.

Lösungen liegen immer in der Akzeptanz des Verhaltens und der Stärkung des Selbstwertgefühles der Betroffenen. Pflegende brauchen in erster Linie eine gehörige Portion Toleranz und Geduld und sie müssen sich ihrer Scham- und Ekelgefühle bewusst sein.

Gerade Pflegekräfte, bei denen schnell Schuldgefühle aktiviert werden, sollten achtsam sein, dass Sie diese nicht bei den Betroffenen bestätigen, in dem Sie z. B. beschwichtigen. Das Beste ist, auf das Bedürfnis oder den Antrieb dahinter einzugehen.

13. Tipp: Akzeptieren Sie pubertierendes Verhalten

Das Jugendalter, die Pubertät wird sehr intensiv erlebt, ein Experimentieren findet statt, es beginnt der Übergang in die selbstverantwortliche Identität des Erwachsenen.

Die Generation, die heute alt ist, hat in ihrer Jugend harte Schicksale erleiden müssen. Die Jungen zogen in die Krieg, die Mädchen mussten – selber noch jung – für eine Schar an Geschwistern sorgen, sie übernahmen die Mutterrolle, kannten keine freie Berufswahl. Es ging alles sehr schnell mit dem Erwachsenwerden, dem »Vernünftigwerden«.

In solch einer Zeit findet keine ausreichende Emanzipation statt. Der Jugendliche wird in seinem Leben ohne Autorität unsicher sein.

In der Pflege finden wir bspw. jene Frauen wieder, die sich an ihre Kinder, an die Nachbarn, an das Personal des Pflegeheims klammern. Sie werden zur Märtyrerin, klagen über ihre Wehwehchen und Schmerzen, geben der Welt Kunde von ihren organischen Beschwerden: »*Der Kopf tut mir weh, mein Magen schmerzt, mein Rücken tut weh.*« *Sie jammern:* »*Eine Mutter kann zehn Kinder groß ziehen, aber von den zehn kümmert sich nicht eines um die Mutter.*«[13]

Das können Sie tun:

- Lassen Sie die Klienten die Pflege ggf. soweit als möglich selber durchführen. In speziellen pflegerischen Situationen wie bspw. der Intimpflege gibt es die Möglichkeit, die eigene Hand über die Hand des alten Menschen zu legen und ihn mit der eigenen Hand zu »führen«. So hat er das Gefühl, sich selber zu berühren.
- Zeigen Sie Toleranz.
- Geben Sie Bestätigung und Zuneigung, bevor ein Jammern oder Fordern entsteht.
- Verstehen und akzeptieren Sie pubertierendes Verhalten.
- Vermitteln Sie das Gefühl von Nähe.
- Fördern Sie »wildes« und emotionales Verhalten, lassen Sie Jugendrituale wieder erleben bzw. regen sie sie an.

14. Tipp: Lassen Sie Bindungen erlebbar werden

Im Erwachsenenalter haben wir Aufgaben, die wir übernehmen müssen:

- eigenverantwortliche Rollenübernahme,
- Wahl eines Partners,
- Abstimmung des eigenen Lebensrhythmus' auf die Einstellungen und Gewohnheiten des anderen,
- veränderte Beziehungen zu Eltern und Freunden gestalten,
- Bindungen gestalten.

Werden diese Aufgaben nicht gelöst, tritt Isolierung auf; die Unfähigkeit, sich auf tiefe Beziehungen einzulassen und die damit einhergehende Angst, allein und unerkannt zu bleiben. Diese Isolierung kann auch sehr verhalten und leise auftreten, es können Symptome sein wie schüchterne Zurückgezogenheit, Empfindungen von

[13] Feil, N.: Validation. Verlag Altern & Kultur, Wien, 1990.

Leere und Distanz dem anderen Geschlecht gegenüber. Hier hinein gehört auch die Unfähigkeit, über die eigenen Gefühle zu sprechen.
Sind wir uns aber unserer eigenen Person sicher, so hängt unsere Fähigkeit zu lieben nicht davon ab, ob wir auch geliebt werden. Wir wissen tief in uns, dass wir es überleben, zurückgewiesen zu werden. Wir haben unsere eigene Identität.
»Wenn wir aber bei der Erfüllung unserer früheren Aufgaben versagt haben, werden wir keine Intimität erlangen. Wenn wir uns als Kind nie zugetraut haben, die Hände von der Lenkstange des Fahrrades zu nehmen, wie können wir uns dann zutrauen, die inneren Schläge des Erwachsenenalters auszuhalten? ... Wir werden isoliert und bürden uns eine neue Last auf, die wir bis ins hohe Alter mitschleppen müssen. Wir werden zu Einsiedlern. Im Altersheim sitzen wir abseits.«[14]
Deshalb sollten Sie:
- selber für tiefe Nähe zur Verfügung stehen,
- zu vertrauten Alltagshandlungen ermutigen,
- in Gespräch und Taten die alten Kompetenzen stärken.

15. Tipp: Akzeptieren Sie Leid und Schmerzen

Erikson sieht als eine der Hauptaufgaben unseres Lebens die Elternschaft an, das Interesse daran, die nächste Generation zu gründen und in ihr weiterzuleben. Sie kennen bestimmt alte Frauen, die mit der Geburt und ganz speziell mit früheren Fehlgeburten beschäftigt waren. Häufig dann, wenn sie ein verändertes Körpergefühl im Unterleib verspüren, z. B. bei Verstopfung. In einer solchen Situation kann ein »altes Lebensthema« wieder aufbrechen.
»Wie können wir die Wunden der Lebensmitte durchstehen? Ohne den Partner sind wir niemand; ohne Job sind wir nichts; ohne Brust sind wir geschlechtslos. Um zu überleben, leugnen wir das Ausmaß unserer Verluste. Wir können nicht das Risiko eingehen, neue Verhaltensweisen zu lernen, darum halten wir an den alten, ausgedienten Rollen fest. Ein Witwer lehnt jede neue Beziehung ab, niemand ist ihm gut genug. Ein Musikliebhaber weigert sich, ein Hörgerät zu kaufen, es ist zu teuer. Ein Topmanager macht sich über einen Volontärjob lustig, seine Zeit ist teures Geld wert. Eine Hand wird zum Baby für eine Frau, die Mutter bleiben muss; ein Medikamentenwagen wird für den Bauern zum Traktor, mit dem er sein Feld pflügen möchte. Diese sehr alten Menschen müssen an ihren Berufen festhalten,

---

[14] Feil, N.: Validation. Verlag Altern & Kultur, Wien 1990.

sie haben sonst nichts zu tun. Sie sind darin eingesperrt, weil sie nur einen Schlüssel besitzen.«[15]

Daher sollten Sie:

- Tätigkeiten anbieten, die an alte Kompetenzen und Aufgaben erinnern,
- Gespräche darüber führen,
- mit Fotos, Liedern und Texten erinnern.

16. Tipp: Helfen Sie, eine Bilanz zu ziehen

Der ältere Mensch steht im hohen Alter vor der Aufgabe, den eigenen Lebensweg abzurunden, darauf zurückzublicken. Er muss aus der Fülle seiner Erfahrungen und Erinnerungen ein Gefühl individueller Ganzheit und Sinnhaftigkeit herausbilden. Es geht schlussendlich darum, den eigenen Lebensweg abzurunden. *Erikson* spricht von einer Konsolidierung der Persönlichkeit. Ziele und Aufgaben dieser Phase sind:

- Vertrauen in das Leben (nach Erikson eine Art von »Glauben«),
- Ich-Integrität entwickeln,
- innere Abgeklärtheit erlangen,
- das individuelle Leben zum Abschluss bringen,
- der Grundangst des Alters ins Auge blicken,
- das Leben zu resümieren (»Ich kann akzeptieren, was ich bin, was ich war und nicht war«).

Laut *Erikson* macht sich Resignation und Verzweiflung breit, wenn eine solche positive Bilanz fehlt. Dies kann sich vielfältig zeigen: in Trauer, Bitterkeit, psychosomatischen Beschwerden, hypochondrischen Befürchtungen; einem resignierten Gefühl, die Zeit vertan zu haben und Wichtiges versäumt zu haben. Man möchte noch einmal ganz von vorn beginnen, um neuen Sinn zu spüren, Glaube, Ideale, Freundschaft und Liebe neu zu erleben.

Das können Sie tun:

- Biografiearbeit,
- Gemeinsam wertungs- und vorurteilsfrei auf das vergangene Leben zurückblicken (Fotos, Briefe, etc.),
- Traurigkeit, Wut und andere Gefühle akzeptieren,
- Selber übers Älterwerden nachdenken.

---

[15] Ebd.

17. Tipp: Verstehen Sie, was alte Menschen sagen wollen

»Sehr alte Menschen, die mit ihren tiefen, ungelösten Gefühlen aus früheren Stadien festsitzen, kehren oft in die Vergangenheit zurück, um diese Gefühle zu lösen. Sie bereiten sich auf die letzte Reise vor. Sie mustern die schmutzige Wäsche, die sich im Lagerhaus der Vergangenheit angesammelt hat. Das ist kein bewusster Rückzug in die Vergangenheit, wie in Eriksons achtem und letztem Stadium. Es ist ein zutiefst menschliches Bedürfnis: in Frieden zu sterben.«[16]

Hieraus lässt sich ableiten, dass viele, sehr alte desorientierte Menschen ihr Leben »bearbeiten«. Dazu fallen mir reihenweise Beispiele ein, in denen Altes bearbeitet wird:

- unverarbeitete Verluste von Kindern (geborenen und ungeborenen) und Eltern, Partnern;
- Kriegserlebnisse (Flucht, Vergewaltigung, Heimatlosigkeit, Angst, Schützengrabenerlebnisse, Hunger etc.);
- Spuren aus dem Elternhaus, prägende Erziehung.

Mit diesem Wissen lässt sich Verhalten von Menschen mit Demenz besser verstehen, ihre Antriebe, Bedürfnisse, ihre Eigenarten, ihre Prägung und Werte (siehe auch Tipp Nr. 3).

18. Tipp: Lernen Sie von erfolgreichen Therapeuten

Die Amerikaner *Richard Bandler* (Sprachwissenschaftler) und *John Grinder* (Psychologe) wollten wissen, warum einige Therapeuten besonders erfolgreich sind. Sie erkannten Muster und entwickelten daraus ein Modell, das Menschen die Möglichkeit und das Wissen dafür gibt, effektiv, direkt und intensiv zu kommunizieren. Außerdem stellten sie fest, dass die herausragenden Therapeuten einen Rahmen steckten, in dem Raum für persönliche Veränderungen und Steigerung der Lebensfreude ist.

Bandler und *Grinder* stießen auf eine grundlegende Erkenntnis, die auch für die Pflege wesentlich ist: Alle Therapeuten, deren Arbeit sie untersuchten, hatten immer und ausschließlich einen guten und intensiven Kontakt zu ihren Klienten.

Dies ist ähnlich wie in der Validation, denn ohne echten Kontakt und echte, spürbare Nähe, ist keine Nähe möglich.

---

[16] Ebd.

Grinder und *Bandler* gewannen u. a. folgende Erkenntnisse: »*Von Fritz Perls, dem Begründer der Gestalttherapie, lernten sie Wesentliches über die Dimension der Zeit. Unser Bewusstsein, fand Perls heraus, bewertet gegenwärtige Ereignisse aufgrund vergangener Erfahrungen und zukünftiger Erwartungen. Durch plastische Vorstellungen von vergangenen und zukünftigen Ereignissen erhalten die Patienten Aufschluss darüber, wie Erinnerungen auf unser gegenwärtiges Erleben noch Einfluss nehmen.*«[17]

»*Von Virginia Satir, einer außergewöhnlich erfolgreichen Familientherapeutin, lernten Bandler und Grinder, wie man mit einer ausgefeilten Fragetechnik selbst die verworrensten Beziehungen klären und Verwicklungen lösen kann.*«[18]

»*Der Psychiater Milton Erikson vermittelte den beiden mit seiner außergewöhnlichen Hypnosetherapie den Zugang zum Unbewussten. Mit der Kunst seiner Hypnosetechniken und Hypnosesprache erschloss er ihnen eine Ebene der Wahrnehmung, die bis dahin in der Therapie noch nie eingesetzt worden war.*«[19]

Die Erkenntnisse, das Wissen und Handeln dieser drei Therapeuten führten *Bandler* und *Grinder* unter dem Namen NLP zusammen:

- **Neuro** steht für die Prozesse, die in unserem Körper und seinem Austausch mit der Umwelt bzgl. des Denkens und der Wahrnehmung über die Sinne erfahren werden.
- **Linguistisch** steht dafür, dass unser Denken über die Sprache den Körper verlässt. Unsere Sprache drückt unsere gedanklichen Muster und Vorgänge aus.
- **Programmieren** steht für die unterschiedlichen Prozesse oder Möglichkeiten und Wege, wie wir unsere Gedanken, Erfahrungen und Handlungen wählen und organisieren. Wie programmiert uns unser Verhalten, nach welchen inneren Programmen verhalten wir uns, agieren in der Welt und im Kontakt mit anderen?[20]

Das NLP ist eine wahre Schatzgrube, wenn um die Gestaltung des eigenen Lebens, der Persönlichkeitsenwicklung und der zwischenmenschlichen Kommunikation geht.

19. Tipp: Erinnerungen sind veränderbar

»*Unsere Gedanken und Erinnerungen weisen Muster auf. Wenn wir diese Muster oder Strukturen verändern, verändert sich unsere Erfahrung automatisch auch.*

---

[17] Heinze, R.; Vohmann-Heinze, S.: NLP – Mehr Wohlbefinden und Gesundheit. Gräfe und Unzer, München 1997.

[18] Ebd.

[19] Ebd.

[20] Messer, B.: Pflegeplanung für Menschen mit Demenz. Schlütersche Verlagsgesellschaft, Hannover 2004.

Wir können unangenehme Erinnerungen neutralisieren und Erinnerungen, die uns helfen, verstärken.«[21]

Wir alle handeln nach unseren erlernten Mustern, auch im Alter, oder auch gerade dann, wenn vieles andere durch Krankheit und andere Einschränkungen reduziert ist.

Die Menschen, die im Alter ihr Leben aufarbeiten, verändern ihre Strukturen und Muster noch einmal. Auch wenn wir diese Änderung nicht immer verstehen, können wir davon ausgehen, dass sie immer ihre Berechtigung hat, denn damit geben sich die Menschen die Chance, unangenehme Gefühle zu neutralisieren.

Im NLP wird diese Arbeit mit der sog. Timeline intensiv genutzt. Hier ein klassisches Beispiel: Der Betreffende geht in die Vergangenheit zurück und stellt Situationen nach. Er benennt z. B. für seinen Vater einen Stellvertreter oder schreibt den Namen seines Vaters auf ein Stück Papier. Dann wird die Situation nachgespielt, wobei der Betreffende die Position seines Vaters einnimmt.

Dies ist ein sehr heilsamer Prozess, weil der Betreffende plötzlich ein tiefes, emotionales Verständnis für die Person bekommt, von der er immer dachte, dass sie ihn mit ihrem Verhalten verletzt.

Andere Möglichkeiten sind, die Ansicht der Erinnerung zu verändern, sie z. B. zu verkleinern, hinter Glas zu setzen, den dazugehörenden Glaubenssatz zu verändern, etc. Solche therapeutische Leistungen können von den Menschen mit Demenz nicht mehr verlangt werden. Aber sie können an ihre eigene Ressourcen erinnert werden.

20. Tipp: Suchen Sie nach der (positiven) Absicht

»Jedem schmerzhaften, schädigenden und sogar gedankenlosen Verhalten lag in der Situation, in der es sich ursprünglich entwickelte, eine positive Absicht zugrunde. Schlagen dient der Abwehr von Gefahr. Sich-Verstecken dient dazu, dass man sich sicher fühlt.«[22]

Im Kern sagt der Satz, dass jeder Mensch aus einer guten Absicht heraus handelt. Nur haben wir als Pflegende nicht immer verstanden, was die gute Absicht hinter einem Verhalten ist.

---

[21] Andreas, S.; Faulkner, C.: Praxiskurs NLP. Junfermann Verlag, Paderborn 1997.

[22] Ebd.

Ein Beispiel:
Eine alte Dame hängt ihre bereits verwendeten, von Urin durchnässten Inkontinenzeinlagen zum Trocknen auf die Heizung. Auf die Vorhaltungen der Pflegekräfte reagiert sie nicht, sondern zeigt weiterhin dieses Verhalten.
Was könnte aber ihre gute Absicht sein?
Im Grunde nutzt sie ihre alte Kompetenz, »ihre Wäsche und Hausarbeit« zu erledigen, wie sie es viele Jahre in ihrem Leben getan hat. Sie ist mit der Bearbeitung oder Beseitigung einer »Ungeschicklichkeit« oder »Unpässlichkeit« beschäftigt.

21. Tipp: Akzeptieren Sie Entscheidungen

»Jeder von uns hat seine eigene persönliche Geschichte. Im Laufe dieser Geschichte lernen wir alle, was wir tun können und wie wir es tun können, was wir wollen sollten und wie wir es wollen sollten, was wir wertschätzen sollten und was wir lernen sollten und wie. Dies ist unsere Erfahrung, aus der wir alle unsere Entscheidungen ableiten – bis neue und bessere Entscheidungsmöglichkeiten hinzugefügt werden.«[23]
In Anbetracht der Lebenserfahrung und des teilweise hohen Alters der Betroffenen sollte es für Pflegekräfte selbstverständlich sein, die Aktivitäten und Handlungen ihrer Klienten als »eine richtige Entscheidung« anzusehen.
Unter dem Motto: »Sie werden schon wissen, was sie tun« sollten wir den Betroffenen, alten verwirrten und desorientierten Menschen, Vertrauen schenken, dass das, was sie tun, seinen Sinn hat. Hier gilt selbstverständlich die Einschränkung, dass diese Entscheidungen nicht den Betroffenen und/oder andere gefährden.

22. Tipp: Wenden Sie den Rapport an

»Rapport« kommt aus dem Französischen und bedeutet so viel wie Beziehung. Da Pflege immer auch Beziehungspflege ist, können wir diesen Ansatz für die tägliche Pflegearbeit nutzbar machen.
Der Rapport ermöglicht es uns, eine Brücke zu einer anderen Person (und deren Weltbild oder Lebenswelt) zu schlagen. Wir nehmen quasi teil am (Er-)leben der anderen Person. Dies ist besonders dort notwendig, wo der Klient auf unsere Art und Weise der Beziehungsgestaltung angewiesen ist und wo auch die verbale Sprache in den Hintergrund tritt.

---

[23] Ebd.

Rapport ist absolut notwendig, um eine Atmosphäre von Vertrauen, Zuversicht und Beteiligung aufzubauen, innerhalb der Menschen so agieren können, wie sie möchten, nämlich frei und natürlich.

23. Tipp: Erkennen Sie, ob Menschen im Rapport miteinander sind

Körpersprache, Atmung und Tonart zweier Menschen sind im Rapport aufeinander abgestimmt. Häufig haben beide Partner die gleiche Körperhaltung. Gestik, Augenkontakt und Atmung sind aufeinander abgestimmt.
Rapport kann auch auf anderen Ebenen bestehen:

- Die gemeinsame Umgebung, selbst wenn Sie sie nur nennen: »Hier bei Ihnen im Zimmer/im Zuhause…«
- Das gemeinsame Verhalten: Sie sagen: »Nein, das tut man nicht«, oder halten die Regeln der jeweils relevanten Umgebung ein oder betonen sie.
- Die Fähigkeiten: Sie sagen: »Das können wir beide gut!« Sie erinnern daran oder sprechen darüber, was in der jeweiligen Umgebung an Fähigkeiten gewünscht oder erwartet wird.
- Die Werte oder Überzeugungen, der Glaube an etwas: Sie sagen: »Sie als Verwaltungsbeamter haben immer auf Recht und Ordnung gesetzt. Das ist mir auch wichtig.« – »Eine Mutter wie Sie wünscht sich jedes Kind. Liebe und Fürsorge sind für Sie wichtig!«
- Die Identität: Sie stärken Ihr Gegenüber die Gemeinsamkeit und das Nähegefühl. Verlassen Sie die Rolle des Betreuenden oder der Pflegekraft und werden Sie Mensch.

24. Tipp: Für den Rapport brauchen Sie eine innere Haltung

Ein Rapport bleibt dann oberflächlich, wenn er ausschließlich durch Spiegelung »hergestellt« wird (siehe auch Tipp Nr. 51). Ausschlaggebend für die Qualität des Rapports ist die »innere Haltung«. Tiefergehend heißt dass, dass die Pflegekraft die Klientin würdigt, speziell das, was sie glaubt und erlebt. Ebenfalls dazu gehört das Einfühlen in ihre Situation, ihre Werte, ihre Fähigkeiten sowie ihre Identität. Tiefe, grundlegende Herzlichkeit sollte zu spüren sein. Nur so kann ein Rapport »echt« sein.
Ist die betroffende Person voller Angst, sollten Sie sich in das Gefühl von Angst hineinfühlen können. Ist Sorge das Hauptgefühl, dann stimmen Sie sich auf Sorge ein.

Sicher haben Sie, auch zu den schmerzhaften Gefühlen eines Klienten einen eigene Referenzerfahrung. Nutzen Sie diese und erinnern Sie sich daran. Dann sind Sie in »guter, echter Schwingung« mit den Gefühlen Ihres Klienten.

25. Tipp: Werden Sie zum Ausgangspunkt des Rapports

Der Rapport zwischen Pflegekraft und Klientin sollte immer von der Pflegekraft ausgehen. Sie stellt sich auf die Klientin ein, schafft eine Atmosphäre von tiefer Zustimmung und Beziehung.
Eine Voraussetzung ist allerdings auch die persönliche Klarheit der Pflegekraft. Ist sie selber in Übertragungen und Konflikten verstrickt, nimmt der Klient dies natürlich auch wahr und wird es als Störung zurückmelden.
Nutzen Sie den Rapport als Ansatzpunkt für Ihr Selbstmanagement und für die Fähigkeit, Ihr eigenes Handeln stets zu reflektieren. Sie sind diejenige, die etwas in ihrem Verhalten ändern sollte, wenn Sie nicht den gewünschten Erfolg wahrnehmen.

26. Tipp: Wenden Sie das Repräsentationssystem an

Jeder Mensch erlebt die reale Welt aufgrund seiner subjektiven Erfahrungen. Wie er also sieht, riecht, hört, fühlt und schmeckt, nimmt er auf seine persönliche Art und Weise wahr. So existiert auch in jedem Kopf ein anderes Abbild der tatsächlichen Welt, im NLP »Landkarte« genannt. Die fünf Sinnessysteme Sehen, Hören, Fühlen, Riechen und Schmecken bilden eine der wichtigsten Grundlagen des NLP-Modells.
Unter Repräsentationssystem (siehe auch Tipp Nr. 50) versteht man die Art und Weise, wie man Informationen im Gehirn in einem oder mehreren der fünf Sinneskanäle verschlüsselt. Die innere Repräsentation der äußeren Welt, aber auch der eigenen Lebensgeschichte, seiner Werte und Normen ist bei jedem Menschen unterschiedlich und prägt die innere Landkarte. Jedes Erlebnis kann innerlich in Bildern, Gefühlen, Geräuschen, Tönen, Formen, Farben etc. repräsentiert werden. Wie diese Repräsentationen gestaltet sind, welche Sinneswahrnehmungen besonders stark oder schwach vertreten sind, ist individuell unterschiedlich.
Alle Menschen benutzen ständig die drei Repräsentationssysteme (visuell, auditiv und kinästhetisch). In der Regel bevorzugen wir eines der Repräsentationssysteme, vorzugsweise in Stresssituationen.

Ein Beispiel:
Ein alter Mensch, der eine Situation aus der Vergangenheit nacherlebt, wird eine Szene oder den Kontakt mit einer Person entweder:

- vor seinen Augen haben, sich ein Bild davon machen (visuell);
- im Dialog mit einer Person sein, Geräusche und Klänge hören (auditiv);
- die Situation, den Kontakt, den anderen Menschen fühlen, einen ganz spezifischen Geruch in der Nase haben oder einen Geschmack (kinästhetisch).

Oder:
Vor kurzem sagte eine alte, desorientierte Person zu mir, als wir einige Minuten auf dem Flur ihres Wohnbereiches auf und ab gingen: »Das sättigt so.« Sie hatte offensichtlich genug vom Umhergehen und mir war klar, dass sie bevorzugt kinästhetisch wahrnimmt. Warum sie nicht mehr laufen wollte, war zunächst zweitrangig. Wichtig war, dass ich ihre Botschaft verstand.

27. Tipp: Nutzen Sie den bevorzugten Sinneskanal

In der Pflege von Menschen mit Demenz ist die Kenntnis der Repräsentationssysteme äußerst nützlich: Sie können die Klientin in ihrem bevorzugten Repräsentationssystem ansprechen und sie damit anregen, sich innere Bilder zu machen.
Sie geben dem anderen Menschen »Futter« oder »Stoff« für seine inneren Vorstellungen, Erlebnisse oder Bilder. Dies geschieht automatisch, da Menschen angefüllt sind mit Ereignissen und Erinnerungen; sie brauchen nur angestupst zu werden und schon kommen die »Bilder ins Laufen«.
Ein Beispiel:
Eine alte Frau spricht davon, dass sie zu ihrer Mutter (die aber schon verstorben ist) möchte. Kennen wir ihren bevorzugten Sinneskanal, so können wir Fragen nach dem derzeitigen Erleben stellen:
Bei visuellen Menschen: Wie sieht Ihre Mutter denn aus? Was hat sie für Kleidung an? Wie sind ihre Haare? Was gibt es noch zu sehen? Ist es hell, ist es dunkel? Welche Farbe haben ihre Augen?
Bei auditiven Menschen: Wie spricht die Mutter? Was sagt sie? Ist es laut, ist es leise?
Bei kinästhetischen Menschen: Wie fühlt sich die Mutter an? Wie warm ist ihre Haut. Wonach riecht sie?
Mit einer solchen Frage regen Sie das innere Erleben der Person an, sie braucht dazu nicht einmal verbal zu antworten. Sie können davon ausgehen, dass sie gewisse Situationen oder Erinnerungen durchlebt, nacherlebt; dass sie – in diesem Beispiel – in

ihrer Wahrnehmung bei der Mutter ist, sie fühlt, riecht, spürt, sie vor sich sieht oder ihre Stimme hört. Die Klientin »tagträumt« sozusagen das, was sie spüren möchte.

28. Tipp: Wenden Sie das Reframing an

Eine bedeutsame Arbeit im NLP ist das Reframing. Dabei geschieht eine Umdeutung. »*Die Bedeutung eines Ereignisses hängt von dem Rahmen ab, in den Sie es stellen. Wenn Sie den Rahmen wechseln, wechseln Sie auch die Bedeutung. Wenn sich die Bedeutung verändert, verändern sich auch Ihre Reaktionen und Verhaltensweisen.*«[24]

Im NLP sprechen wir von einem gedanklichen Rahmen. Der Rahmen symbolisiert unser Territorium, in dem wir uns gut auskennen, und in dem wir uns zutrauen, Lösungsmöglichkeiten zu suchen.

Scheinbar unsinnige Handlungen, wie z. B. Herumwischen, ungeeignete Dinge in den Mund stecken, einen Mann unter dem Bett vermuten etc. sind eine Frage der Sichtweise. Im Herzen des Reframings liegt die Unterscheidung zwischen Verhalten und Absicht: Zwischen dem, was man tatsächlich tut, und dem, was man eigentlich durch dieses Verhalten zu erreichen versucht.

Diesen Gedanken möchte ich für die Pflege und Begleitung alter Menschen aufgreifen. Wir können hier Handlungen einen neuen Rahmen, sprich: Deutung, geben. So kann die Äußerung, unter dem Bett sei ein Mann, auch bedeuten, dass die Klientin Angst hat und nicht allein sein möchte. Wie selber haben vielleicht erst gedacht, dass sie Angst vor dem Mann hat, oder eine sexuelle Sehnsucht.

29. Tipp: Finden Sie die Bedürfnisse des alten, desorientierten Menschen heraus

Wir Pflegenden merken es häufig gar nicht, wenn ein Bedürfnis eines Klienten nicht befriedigt ist, zumal wir doch zumeist mit der Befriedigung körperlicher Bedürfnisse wie bspw. dem Essen und Trinken beschäftigt sind.

Nach *Abraham Maslow* sind Menschen aber Zeit ihres Lebens damit beschäftigt, ihre Bedürfnisse zu befriedigen. Nehmen wir diese Aussage ernst und transportieren wir sie in die Pflege von alten Menschen mit Demenz, so wird Folgendes deutlich:

---

[24] O'Connor, J.; Seymour, J.: Neurolinguistisches Programmieren: Gelungene Kommunikation und persönliche Entfaltung. VAK Verlag für Angewandte Kinesiologie GmbH, Freiburg 1995.

Die Klienten spüren – bewusst oder unbewusst – dass ihnen nicht mehr viel Lebenszeit bleibt; somit wächst der Druck, die Bedürfnisse zu befriedigen.
Durch die demenzielle Symptomatik und/oder ritualisierte Alltagshandlungen werden die Bedürfnisse aber unklar oder »verschlüsselt« ausgedrückt. Zum Teil stehen den Pflegekräften eigene Bedürfnisse bei der Wahrnehmung der Klienten im Wege.
Nachfolgend finden Sie Bedürfnisse, deren Befriedigung für die Klienten immens wichtig ist. Quellen dafür finden wir in unserer Beobachtung, bei uns selbst, bei Autoren wie *Kitwood, Maslow, Feil* und *Scharb* und vielen anderen. Wichtig ist, dass Klienten versuchen, mit ihren Handlungen nach Befriedigung von Bedürfnissen suchen – auch wenn diese Handlungen für Pflegekräfte nicht oder nicht sofort durchschaubar sind.

30. Tipp: Sorgen Sie für Sicherheit und Geborgenheit

Halt und Orientierung im Leben, Sicherheit, Gewissheit, Vertrauen, Sorglosigkeit, Geborgenheit, Schutz und Stabilität geben uns das Gefühl der Sicherheit. Das Gegenteil davon ist Angst, Unsicherheit, Sorge, Unklarheit.
Maslow beschreibt das Sicherheitsbedürfnis als ein Bedürfnisensemble, das immer dann auftaucht, wenn die physiologischen Bedürfnisse (Bewegung, Körperkontakt, Essen, Schlafen, Wärme, Sinneseindrücke, Freisein von Angst, Bedrohung und Chaos) relativ gut befriedigt sind.[25]
Alle Menschen sehnen sich nach Zugehörigkeit, nach Wärme, Schutz, nach einem »Zuhause«, nach einem umfassenden Gefühl des Angenommen-Seins, nach liebevollem Körperkontakt, nach zärtlicher Berührung und Sprache, nach dem Gefühl von Sicherheit und Liebe. Dazu zählen aber auch Symbole wie z. B. Geld, Schlüssel, Handtaschen, Versicherungspolicen etc.
In verschlüsselter Form können die alten Menschen mit dem Suchen nach z. B. ihrem Geld auch zum Ausdruck bringen, dass sie auf der Suche »nach Sicherheit« sind. Vielleicht wollen sie etwas auf- oder abschließen, verstecken Lebensmittel, horten Dinge, die ihnen wichtig sind. Alles nur, um Sicherheit empfinden zu können.

[25] Messer, B.: Tägliche Pflegeplanung in der stationären Altenpflege. Schlütersche Verlagsgesellschaft, Hannover 2001.

31. Tipp: Geben Sie Anerkennung

Ein weiteres Grundbedürfnis ist die Anerkennung der eigenen Rolle, der eigenen Kompetenz. Die Autorität, die man im Leben hatte, z. B. in der Arbeit oder in der Familie, soll erhalten und akzeptiert werden. Dieses Bedürfnis wird auch beeinflusst durch den Stand, die soziale Herkunft, Prägung und die individuellen Werte.
Wir drücken sie in unserer Sprache aus, vermitteln sie durch Kleidung, Autos, Handys und andere Utensilien. Bei alten Damen ist es u. a. häufig die Handtasche, in der die ganze Identität steckt oder ein spezielles Taschentuch. Bei Männern kann es eine Krawatte, ein Hut, eine Urkunde etc. sein.
Vielfach sind uns die speziellen Objekte, die für einen möglichen Status und Prestige sprechen, gar nicht bekannt. Hier gilt es mit »biografischen« Augen in die Welt und Umgebung der Klienten zu schauen.
Meine Großmutter hatte bis zuletzt ein weißes Plastiklineal (das ich glücklicherweise geerbt habe), auf dem stand: »Mit Blattin und Blativit – Kühe, Schweine immer fit!«
Was hatte dieses Lineal mit ihrem Status zu tun? Mein Großvater, der Mann meiner Großmutter, war Getreidehändler und Kaufmann. Neben seiner Tätigkeit im »Kontor«, fuhr er mit dem Auto zu den Bauern, informierte sie über die Produkte und gab als Werbegeschenk gern dieses Lineal dazu. Er hatte eine besondere Aufgabe, so sah es zumindest unsere Familie, und ein hohes Ansehen bei den Bauern in der näheren Umgebung. Von diesem Ansehen profitierte meine Großmutter, sie »hatte etwas« von seinem Status. Dieses Gefühl war später ganz einfach – allein durch den Satz auf dem Lineal – zu bestätigen.

32. Tipp: Zeigen Sie den alten Menschen, dass sie gebraucht werden

Wir alle möchten etwas leisten, verlangen Anerkennung dieser Leistung und dadurch auch Anerkennung unserer Person. Wir wollen gebraucht werden, in Freundschaft und Beziehung, in Familie und Arbeit. *»Unser gesamtes »aktives« Leben besteht aus dem Bestreben, solche anerkannten Leistungen zu vollbringen.«*[26]
Bei alten Menschen, die ein meist untätiges Leben führen oder erleben und nicht mehr orientiert sind, kann es sein, dass sie sich aus der »tristen, reizlosen Umgebung, in der sie sich überflüssig fühlen, zurückziehen und eine Zeitreise antreten – in

[26] Scharb, B.: Spezielle validierende Pflege. Springer Verlag, Wien, New York 1999.

die Jahre, in denen sie aktiv und produktiv waren; in denen sie etwas bedeuteten. Vielleicht wird in vielen der Handlungen, die Pflegekräfte scheinbar als »unsinnig« einordnen, eine alte Tätigkeit oder Handlung wiederbelebt.
Bekannt sind uns auch Klienten, die ihr Bedürfnis, für andere da zu sein – gebraucht zu werden, ausleben, indem sie für andere Klienten sorgen.
Wenn Sie fürchten, nicht genügend Möglichkeiten zu haben, irren Sie vielleicht. Oft sind es nämlich die einfachen Bestätigungen und anerkennenden Worte wie

- »Hier bei Ihnen ist es immer so ruhig. Sie strahlen so viel Ruhe und Sicherheit aus.«
- »Ich bin gern bei Ihnen, darf ich noch einen Moment ausruhen?«
- »Wie haben Sie das geschafft, in solch schwierigen Zeiten vier Kinder großzuziehen?«

Natürlich ist dies ein Bereich, indem biografisch-orientierte Beschäftigungsangebote Fuß fassen sollten.

33. Tipp: Lassen Sie Raum für Gefühle

Wir sind sehr engagiert darin, unsere Gefühle auszudrücken, uns anderen Menschen gegenüber darüber mitzuteilen. Gefühle sind nicht eindeutig, sondern verworren, sie sind nicht einfach, sondern komplex, sie sind nicht nur hell und erhellend, sondern haben ihre Schatten und ihre Schwärze. Meistens sind sie wie Eisberge, bei denen man nur einen kleinen Teil sieht, der größere ist unter der Wasseroberfläche verborgen. Gefühle begleiten uns schon, bevor wir auf der Welt sind.
Der Gefühlsausdruck findet intensiv über den Körper statt. Er reagiert schneller als unser Verstand: Wir werden rot, bevor wir wissen, dass wir verlegen sind. Im Laufe unseres Erwachsenwerdens verlernen wir den unmittelbaren Gefühlsausdruck. Bestimmte Gefühle werden oftmals aufgrund von allgemein »gültigen Regeln« unterdrückt. Lautes Lachen oder Weinen in einem vornehmen Restaurant, in einer ernsthaften Besprechung oder im Zugabteil gelten als »unerwünscht«.
Es ist nicht immer leicht, die eigenen Gefühle zu verstehen, sie angemessen zu äußern, sie zu kontrollieren, wenn es notwendig ist. Unverstandene, nicht geäußerte Gefühle können krank machen. Unangenehme, schmerzliche Gefühle sind leichter zu ertragen, wenn sie ausgedrückt werden können.
Vielen Menschen tut es bei Ärger einfach gut, zu fluchen, zu schimpfen, mit dem Bein aufzustampfen, zu schreien, jemanden anzurufen und ihm den Grund des

Ärgers mitzuteilen. Gefühle wie Freude und Glück teilen wir gern, um sie so noch intensiver wahrzunehmen.[27]
Im hohen Alter wird der Filter, der zwischen Ich und Über-Ich in der Kindheit installiert worden ist, durchlässig; die Gefühle dringen häufig direkt und überbordend hinaus. Auch dann, wenn die alten Menschen dazu erzogen wurden, Gefühle nicht zu zeigen, ist es oft so, dass angesichts des Lebensendes viele Gefühle – die evtl. angestaut und jahrzehntelang unterdrückt worden sind – hinaus wollen. Das geschieht auch auf direktem Wege und betrifft besonders die Urgefühle wie Liebe, Angst, Hoffnung, Freude.
Lassen Sie Raum für Gefühle und geben Sie den Klienten die Möglichkeit, diese zu äußern, ohne sich gleich dafür entschuldigen zu müssen.
Nehmen Sie nicht jeden Wutausbruch persönlich, sondern vermitteln Sie dem Klienten, dass Sie nunmehr verstanden haben, dass er wütend sei. Schon diese Äußerung kann Wut oft ganz zum Versiegen bringen und den Weg zu einer Problemlösung weisen.
Gefühle kommen nicht immer so sauber und klar heraus, wie wir uns das wünschen. Oft sind sie ein Anzeiger dafür, dass ein Bedürfnis nicht befriedigt ist. Gefühlsworte, die auf unerfüllte Bedürfnisse hinweisen, sind: »Abgespannt, aggressiv, angsterfüllt, ärgerlich, bedrückt, beklommen, betroffen, bitter, deprimiert, dumpf, eifersüchtig, einsam, erschöpft, faul, frustriert, gehemmt, geladen, gleichgültig, hektisch, hilflos, irritiert, kaputt, labil, lasch, leer, lustlos, nervös, peinlich, rastlos, scheu, schockiert, teilnahmslos, unbehaglich, unglücklich, verschlossen, zaghaft.«[28] (Gens 2007, S. 87)
Diese Gefühle lassen Rückschlüsse auf unerfüllte Bedürfnisse zu. Hier eine Auswahl von unerfüllten Bedürfnissen, die für viele alte Menschen zutrifft:
Akzeptanz ,Aufmerksamkeit, Austausch, Autonomie, Ehrlichkeit, Einfühlung, Entspannung, Freiheit, Frieden, Geborgenheit, Gemeinschaft, Gesundheit, Glück, Harmonie, Kontakt, Kraft, Lebensfreude, Liebe, Menschlichkeit, Mitgefühl, Nähe, Ordnung, Respekt, Ruhe, Schutz, Selbstbestimmung, Sicherheit, Struktur, Unterstützung, Verantwortung, Verbundenheit, Vertrauen, Wärme, Wertschätzung, Zugehörigkeit.
Nutzen Sie diese Liste, um die wahren Bedürfnisse der alten Menschen zu erkennen.

[27] Messer, B.: Tägliche Pflegeplanung in der stationären Altenpflege. Schlütersche Verlagsgesellschaft Hannover 2001.
[28] Gens, K. D.: Mit dem Herzen hört man besser. Junfermann Verlag, Paderborn 2007.

2 Die Zielgruppe der Validation

34. Tipp: Bestimmen Sie die Zielgruppe für eine Validation

Als Zielgruppe für die Menschen, die von der Validation profitieren, benennt *Naomi Feil* folgende:

- Die Klienten sind zwischen 80 und 100 Jahre alt (diese grobe Einteilung wird allerdings durch zahllose Ausnahmen unterbrochen), führten ein relativ glückliches und sinnvolles Leben, zeichnen sich aber durch das Leugnen von Lebenskrisen aus.
- Der Rückzug in die Vergangenheit ist eine Überlebensstrategie, um der schmerzvollen Realität der Gegenwart zu entkommen.
- Es liegen signifikante kognitive Leistungseinbußen sowie Beeinträchtigungen des Sehens und Hörens vor.
- Das Bedürfnis nach Liebe und Identität wird durch Bewegungen und früh erlernte Bilder befriedigt.
- Es fehlt an intellektueller Einsicht.
- Sie halten an überholten Rollen fest.
- Sie besitzen kein flexibles Verhaltensrepertoire.
- Sie haben nur eine beschränkte Bewegungs- und Gefühlskontrolle.
- Sie befinden sich im Stadium »Aufarbeiten und Vegetieren«. Sie rufen die Vergangenheit wach und sind bis zu ihrem Tod mit dem Aufarbeiten beschäftigt.

35. Tipp: Erkennen Sie, wer nicht für eine Validation in Frage kommt

Nach *Feil* ist keine Validation vonnöten bei:

- Menschen, die die Höhen und Tiefen im Leben durchgestanden haben, besonders im mittleren Lebensalter;
- Menschen, die positive Strategien entwickelt haben, um mit Verlusten und Rückschlägen umzugehen;
- Menschen, die für sich Kompromisse geschaffen haben und die das Beste aus ihren früheren Hoffnungen und Träumen gemacht haben;
- Menschen, die sich mit realistischeren Zielen zufrieden gegeben haben;
- Menschen, die man als reif und erwachsen bezeichnen würde;
- Menschen, die allein sein können, ohne sich einsam zu fühlen;
- Menschen, denen ihre Gefühle bewusst sind und die sie anderen mitteilen;

- Menschen, die nicht nach den Worten einer Autoritätsperson handeln, sondern die selbst entscheiden und dafür die Verantwortung übernehmen;
- Menschen, die ihr eigenes Altern annehmen können;
- Menschen, die mit sich selbst im Einklang sind.[29]

36. Tipp: Helfen Sie dabei, Lebensthemen zu bearbeiten

Validation hat mit therapeutischem Arbeiten zu tun. Wer seine »Lebensthemen« schon vor dem Sterben bearbeitet hat und mit ihnen Frieden geschlossen hat, der braucht keine Validation.

Wem das alles im Alter »hochkommt«, dem kann durch die Validation eine starke und akzeptierende Begleitung an die Seite gestellt werden. In dieser Nähe und Sicherheit kann er dann seine Lebensthemen»bearbeiten«und Frieden schließen.

Validation wurde nicht entwickelt für Menschen, die:

- orientiert sind,
- ein geistiges Handicap aufweisen
- eine Geisteskrankheit hatten oder
- ein organisches Trauma erlitten haben (d. h. Aphasie nach einem Schlaganfall oder einem Sturz).[30]

Meiner Erfahrung nach sollte Validation niemals bei Menschen eingesetzt werden, die an einer depressiven Erkrankung leiden. Denn sonst verstärken sich die schwermütigen und depressiven Anteile.

Lebensthemen, die aufttauchen, liegen in der alleinigen Verantwortung des Betroffenen. Dieses Auftauchen ist kaum zu kontrollieren, auch nicht im Verlauf. Bleiben Sie in solchen Fällen ruhig. Sie können diese Probleme nicht lösen. Sie können sich bei den alten Menschen aber abschauen, wie sie »ihr Leben meistern«.

Wenn die Menschen gerade aufgeregt sind und zur Arbeit, nach den Kindern sehen oder nach Hause wollen, dann sollten Sie sie in Ruhe lassen und nicht auf »Biegen und Brechen« eine Körperpflege oder Ähnliches durchführen.

---

[29] Feil, N.; Sutton, E.; Johnson, F.: Trainingsprogramm Validation Baustein 1. Ernst Reinhardt Verlag München, 2001.

[30] Feil, N.: Validation. Verlag Altern & Kultur, Wien, 1992.

37. Tipp: Prüfen Sie Ihre eigenen Fähigkeiten hinsichtlich einer Validation

Theoretisch kann jeder die Validationstechniken erlernen, sofern er eine klare und zur Selbstreflexion fähige Persönlichkeit besitzt.

»Jeder, der für alte, desorientierte Personen sorgt, kann Validation anwenden. Sowohl Experten als auch Familienmitglieder erzielen mit Validation positive Ergebnisse. Validationsanwender müssen über Empathie verfügen, sie müssen vorurteilsfrei und imstande sein, mit ihren eigenen Gefühlen sowie mit denen anderer Menschen umzugehen. Um eine andere Person zu validieren, muss der Validationsanwender sich »zentrieren«, genau beobachten und sich danach in die persönliche Wirklichkeit des Klienten einstimmen.«(www.validation-eva.com 2006, S. 4)

Sie brauchen die Gabe, den alten, auch in seiner Verwirrtheit teilweise sehr fremdartigen Menschen wertzuschätzen, eine freundliche und professionelle Distanz und Nähe zu gestalten.

Nach *Feil* sollten Menschen, die mit der Validation arbeiten wollen, folgende Fähigkeiten besitzen:

- Echtheit/Authentizität
- Aufrichtigkeit
- Geduld und Mitgefühl
- Beharrlichkeit
- Fantasie
- Respekt gegenüber jeder Person
- Empathie/Einfühlungsvermögen
- Neutralität
- Vorurteilslosigkeit
- Neutralität, nicht wertende Haltung
- Professionalität (die Fähigkeit, persönliche Emotionen und Probleme auszuklammern und sich ganz auf die Arbeit einzustellen
- Engagement
- Aneignung von Theorie und der Prinzipien der Validation in Ausbildung und eigener Praxis
- Zustimmung zu den Prinzipien der Validation.[31]

[31] Feil, N.; Sutton, E.; Johnson, F.: Trainingsprogramm Validation. Baustein 1. Ernst Reinhardt Verlag München 2001.

38. Tipp: Seien Sie ehrlich

Eine tiefe, reflektierende Ehrlichkeit ist ein absolutes Muss in der Validation und im Kontakt zu Menschen, die demenziell erkrankt sind. Diese Menschen spüren sehr genau unsere innere Haltung. Sie hören genau zu, wenn wir fragen: »Wie geht es Ihnen denn heute?« Von daher ist es wichtig, dass wir uns unserer eigenen Gefühle und Haltungen bewusst sind und nicht so so tun »als ob« alles in Ordnung wäre, wenn das gerade nicht der Fall ist.

3 Die vier Stadien der Desorientiertheit

Naomi Feil schuf damals, als sie ihre Methode entwickelte, das Modell von vier Stufen der Aufarbeitung, bzw. Bearbeitung des Lebens. Es ist vielfach in Verruf geraten, weil es für einige einem »Schubladendenken« gleich kommt. Zugleich ist auch der Name der letzten Phase nicht ganz passend für die Wertewelt der jetzigen Pflegekultur. Natürlich gibt es immer wieder andere Sichtweisen, weitere Erkenntnisse und Haltungen. Nichtsdestotrotz basiert die Validation nach Feil zum großen Teil auf diesen vier Phasen, die Sie im Folgenden finden.

39. Tipp: Beachten Sie die Stadien der Aufarbeitungsphase

Naomi Feil unterscheidet vier Stadien der Desorientierung. Diese Stadien sind als Orientierung zu verstehen, um die Situation und das Erleben der Klienten zu erklären. Sie geben, wenn sie regelmäßig erhoben und evaluiert werden, einen gewissen Verlauf vor.

Sehr alte Menschen, die die Notwendigkeit wichtiger Lebensaufgaben in früheren Abschnitten ihres Lebens bewusst nicht wahrgenommen oder sich verweigert haben, befinden sich nun in einer Periode ihres Lebens, in der sie das dringende Bedürfnis haben, eben diese unerledigten Aufgaben zu erfüllen, damit sie in Ruhe sterben können. Sie durchleben für gewöhnlich vier Stadien der Aufarbeitungsphase:

1. Mangelhafte/unglückliche Orientierung
2. Zeitverwirrtheit
3. Sich wiederholende Bewegungen
4. Vegetieren/Vor-sich-hin-Dämmern

Mit jedem Stadium nimmt der körperliche Verfall zu, und es kommt zu einem Rückzug ins Innere. Es ist oft sehr schwer, hochbetagte verwirrte Menschen einer dieser Kategorien zuzuordnen, da diese Menschen häufig zwischen den Stadien hin- und herwechseln. Jede Person ist einzigartig; es kann daher keine allgemein gültige Formel für ihre Zuordnung geben.

Es ist vollkommen normal, dass alte Menschen tagesformabhängig die Phasen wechseln, oder sich zwischen zwei Phasen befinden. Betrachten Sie die Phasen wie gesagt als Orientierung.

40. Tipp: Machen Sie sich Stadium 1 bewusst: Mangelhafte/unglückliche Orientierung

Personen in diesem Stadium halten an den gesellschaftlich vorgeschriebenen Rollen fest, mit einer Ausnahme: Sie haben das Bedürfnis, alte Konflikte in verkleideter Form zu äußern, indem sie Personen der Gegenwart als »Symbole« für Personen der Vergangenheit verwenden (siehe auch Tipp Nr. 3).
Gefühle werden geleugnet, sehr wichtig sind Sprache, Verstand und rationales Denken. Mangelhaft/unglücklich orientierte Personen schätzen ein klares Urteil und Kontrolle. Berührungen und Blickkontakt weisen sie oft zurück. Sie kennen die Uhrzeit, denken Dinge zu Ende, stellen Dinge an ihren Platz und halten Ordnung. Wenn man sie bei einer Gedächtnislücke o.ä., bei einer Geschichte oder beim Verwechseln von Personen ertappt, sind sie beschämt. Sie fühlen sich oft alt und überflüssig und fassen dies als Strafe für früheres Verhalten auf. Sie fühlen sich verbittert, ungeliebt und allein. Jetzt, im hohen Alter, fühlen sie sich bestohlen, in der Kindheit fühlten sie sich von den Geschwistern, den Eltern, ihrer Würde beraubt. Um sich zu rechtfertigen oder um ihre starken Emotionen zu leugnen, beschuldigen sie die anderen und projizieren ihre tief liegenden Ängste auf andere, um ihr inneres Gleichgewicht aufrechtzuerhalten. Sie müssen sich selbst verteidigen, sie brauchen ihre Verhüllungen, ihr »Schutzschild«, ihre Würde. Nur so können sie ihre Gefühle ausdrücken, ohne sich dem grellen Licht der Realität auszusetzen. Sie brauchen eine vertrauensvolle Beziehung zu einer fürsorglichen, respektvollen Autorität, die ihnen widerspricht, die sie versteht und nicht beurteilt.
Körperliche Merkmale: Die Augen sind klar und fokussiert. Die Muskeln sind gespannt. Das Kinn ist nach vorn geschoben. Die Menschen sitzen oder stehen mit gefalteten Armen. Die Bewegungen ihres Körpers sind zielgerichtet. Ihre Stimmen sind schrill, jammernd oder rau. Ihr Kurzzeitgedächtnis ist größtenteils in Ordnung, obwohl es manchmal aussetzt. Sie können noch lesen und schreiben. Ihre kognitiven Fähigkeiten sind erhalten, sie erkennen z. B. auch die Uhrzeit. Sie leiden manchmal unter Inkontinenz.
Psychische Merkmale: Sie haben in ihrer langen Krankengeschichte keinen Hinweis auf eine geistige Krankheit und führten für gewöhnlich ein relativ produktives Leben. Sie haben bestimmte Lebensaufgaben nicht lösen können, und sie haben den letzten Abschnitt des Lebens, die Aufarbeitungsphase, erreicht. Sie müssen bestimmte Gefühle, die sie während ihres Lebens unterdrückten, herauslassen. Sie wollen und können der unangenehmen Gegenwart nicht die Stirn bieten und leugnen daher auch ihre Verluste. Sie vermeiden Intimität und wollen auch nicht berührt

werden. Sie klammern sich an das Hier und Jetzt. Sie haben Angst, die Kontrolle über ihre Körperfunktionen zu verlieren. Sie haben Angst, die Kontrolle über ihre geistigen Funktionen zu verlieren. Sie fürchten sich vor Veränderungen und passen sich nur schwer einer neuen Umgebung an. Sie wollen ein gewohntes Verhalten nicht ändern und reagieren daher auch nicht auf Verhaltenstraining. Sie halten an vertrauten Methoden, mit etwas fertig zu werden, fest. Sie versuchen, weiterhin Kontrolle auszuüben und leugnen, dass sie sie verloren haben. Sie widersetzen sich Veränderungen. Konfrontationen erschrecken sie. Sie wollen nicht analysiert werden. Sie wollen keine Einsicht in ihr Inneres. Sie suchen die Zustimmung der Pflegenden. Sie empfinden Erleichterung durch Validation.

41. Tipp: Machen Sie sich Stadium 2 bewusst: Zeitverwirrtheit

Das zunehmende Schwinden des Seh-, Hör- und Bewegungsvermögens, des Tast-, Geschmackssinns sowie der kognitiven Fähigkeiten erleichtern den Rückzug. Zeitverwirrte Menschen können die Verluste nicht mehr leugnen, sich nicht mehr an die Realität klammern; sie versuchen nicht mehr, sich an eine chronologische Ordnung zu halten und ziehen sich zurück. Sie verlieren die Gegenwart aus den Augen und spüren ihrer Lebenszeit nach.

Gehirnschäden beeinträchtigen die Kontrollzentren; zeitverwirrte Menschen verlieren die Selbstkontrolle, das Kommunikationsvermögen, die Fähigkeit zu sozialem Verhalten; sie halten sich nicht mehr an Bekleidungsregeln oder soziale Konventionen. Es fehlt ihnen an Anregung durch andere, weil sie oft ignoriert werden oder isoliert sind. Zeitverwirrte Menschen kehren zu grundlegenden, universellen Gefühlen zurück: Liebe, Hass, Trauer, Angst vor Trennung, Streben nach Identität.

Körperliche Merkmale: Die Muskeln sind gelockert, die Bewegungen langsam und graziös. Sie wandern oft ziellos umher. Ihre Augen sind klar, aber nicht auf irgendetwas gerichtet. Es hat den Anschein, als würden sie ins Leere schauen, obwohl es Zeichen des Erkennens gibt, wenn sie eine Pflegeperson direkt anschauen. Sie atmen langsam. Ihre Stimmen sind leise. Sie verwenden oft ihre Hände, um ihre Gefühle zu zeigen. Ihre Schultern sind oft vornüber gebeugt, was dazu führt, dass sie schlurfend gehen. Sie sind für gewöhnlich inkontinent.

Psychische Merkmale: Sie können das Personal und oft auch ihre Angehörigen nicht erkennen. Sie vergessen Namen und verwechseln Personen der Gegenwart mit Personen der Vergangenheit. Sie haben ein sehr schlechtes Kurzzeitgedächtnis, aber sie erinnern sich lebhaft an Dinge, die sehr weit zurückliegen.

Sie ziehen sich aus der Wirklichkeit zurück, um der Langeweile und dem ereignislosen Alltag zu entgehen. Sie durchleben bekannte Szenen aus der Vergangenheit, die sie mit allen Kräften zu lösen versuchen. Sie ersetzen Personen durch Dinge. Sie sind nicht in der Lage, Dinge einer Kategorie oder einer Klasse zuzuordnen. Sie können manchmal noch lesen, aber sie haben vergessen, wie man schreibt. Ihre Aufmerksamkeit lässt nach sehr kurzer Zeit nach. Sie erinnern sich an bekannte Lieder, aber sie können nicht mehr in der richtigen Tonlage singen. Sie können keine Spiele mehr spielen, die Regeln haben, z. B. Bingo. Sie sind nicht mehr fähig, ihre Gefühle zu kontrollieren. Sie sprechen sehr frei über ihr Bedürfnis nach Liebe und anderen Gefühlen. Sie sehen keinen Grund, den Wünschen der Pflegepersonen nachzukommen und missachten Regeln. Sie reagieren auf Augenkontakt, Berührung und Intimität/große Nähe. Sie besitzen immer noch eine Art intuitive Weisheit. Sie erkennen ehrlich gemeinte Sorge. Sie haben zu den Betreuern, die mit ihnen streiten oder ihnen nur scheinbar zustimmen, kein Vertrauen.

42. Tipp: Machen Sie sich Stadium 3 bewusst: Sich wiederholende Bewegungen

Menschen, die im 2. Stadium ihre Gefühle nicht verarbeiten können, indem sie diese jemanden mitteilen, der sie validiert, ziehen sich häufig in Bewegungen und Klänge zurück, um unbewältigte Konflikte der Vergangenheit zu lösen.

Jeder Mensch ist geprägt von den Vorstellungen, die seine Eltern von schlechtem Benehmen hatte. In hohem Alter ist er weise genug, diese Gefühle auszudrücken, um seine Konflikte zu lösen. Scham, Schuldgefühle, sexuelle Wünsche oder Wut waren ein Leben lang unterdrückt, versteckt, streng unter Kontrolle. Jahrzehnte später, im hohen Alter, kommen sie ans Tageslicht. Lebenslang eingesperrte Gefühle brechen nun heraus. Im 3. Stadium wird die Sprache unverständlich; sie dient dem sinnlichen Vergnügen, das durch Zunge, Zähne und Lippen erzeugte Klänge bereiten. Manche Menschen transportieren sich mit Körperbewegungen in die Vergangenheit. Im hohen Alter »verrichten« sie die gleiche Arbeit, die sie ihr ganzes Leben lang getan haben, jetzt tun sie es, um die freudlose Gegenwart zu ertragen. Das Bewusstsein der schmerzlichen Realität bewirkt einen weiteren Rückzug in die Vergangenheit.

Körperliche Merkmale: Die Menschen bewegen sich rhythmisch hin und her oder tanzen, singen, können aber keine Sätze bilden. Sie bilden summende, schnalzende oder stöhnende Geräusche. Die Muskeln sind entspannt. Die Menschen bewegen sich graziös, sind sich ihrer Bewegungen aber nicht bewusst. Die Augen sind häufig geschlossen oder der Blick ist nicht zielgerichtet. Sie weinen häufig. Ihre Finger und Hände trommeln, schlagen, knöpfen Jacken u. ä. unaufhörlich auf und zu. Sie gehen auf und ab, wiederholen einen Klang und/oder eine Bewegung immer wieder. Ihre Atmung ist gleichmäßig, rhythmisch und ruhig. Ihre Stimme ist tief und melodisch. Es gibt Augenblicke außergewöhnlicher Stärke, wenn sie das Bedürfnis nach Liebe äußern oder wütend sind. Sie sind mit beiden Händen gleich geschickt, wenn sie sich von Zwängen befreien. Sie können aber weder schreiben noch lesen. Sie können Kinderlieder vom Anfang bis zum Ende singen. Sie sind inkontinent.

Psychische Merkmale: Mangels Praxis schwindet das Bedürfnis zu sprechen. Permanente Bewegungen halten die Person am Leben, schaffen Vergnügen, kontrollieren die Angst, mildern Langeweile und sichern Existenz; Denkvermögen und der Wunsch danach sind verschwunden. Sich wiederholende Klänge stimulieren, beruhigen und helfen, Gefühle zu verarbeiten. Wenn diese Menschen motiviert werden, können gefestigte soziale Rollen wiederhergestellt werden. Es kommt zu einem zunehmenden Verlust des Selbstbewusstseins und Körperbewusstseins im Raum. Werden die Menschen nicht motiviert, verschließen sie sich vor äußeren Stimuli. Sie haben aber durchaus Energie zum Tanzen und Singen, weniger dagegen zum Denken und Sprechen. Ihre Konzentrationsspanne ist kurz und sie können sich nicht auf mehr als ein Ding oder eine Person gleichzeitig konzentrieren. Sie antworten nicht, außer bei Stimulation durch Körpernähe, fürsorglicher Berührung, Stimme und Blickkontakt. Sie ziehen sich in Isolation und Eigenstimulanz zurück. Sie besitzen die Fähigkeit, ungelöste Konflikte durch Bewegungen zu klären und erinnern sich an frühere Erfahrungen. Es ist möglich, Sprache und rationales Denken in beschränktem Maße wiederherstellen. Eine Kommunikation mit anderen ist aber nur in einer liebevollen, validierenden und ehrlichen Beziehung möglich. Sie können nicht nach den Regeln spielen, sind ungeduldig, verlangen sofortige Befriedung ihrer Bedürfnisse

43. Tipp: Machen Sie sich Stadium 4 bewusst: Vegetieren

In diesem Stadium verschließt sich der alte Mensch fast völlig vor der Außenwelt und gibt das Streben, sein Leben zu verändern, auf. Der eigene Antrieb ist minimal; gerade ausreichend, um zu überleben. Sicherlich ist der Begriff »Vegetieren« aus heutiger Sicht nicht mehr ganz akzeptabel. Wir dürfen jedoch nicht vergessen, dass er schon vor einigen Jahrzehnten geprägt wurde.

Körperliche Merkmale: Die Augen sind meist geschlossen, der Blick ist leer und ungerichtet. Die Muskeln sind schlaff, sodass diese Menschen im Sessel sitzen oder in embryonaler Haltung im Bett liegen. Sie haben kein oder wenig Körperbewusstsein und bewegen sich kaum merklich.

Psychische Merkmale: Sie erkennen keinen nahen Angehörigen, zeigen kaum Gefühle und initiieren keinerlei Aktivitäten. Es gibt kein Mittel, um herauszufinden, ob sie etwas verarbeiten.

4 Die Methodik der Validation

Die Validation nach *Feil* teilt sich in verschiedene Unteraspekte auf, denn nicht jede Interaktion zwischen Klient und Pflegekraft ist eine Validation nach *Feil*. Sie ist häufig lediglich eine Form davon, wie z. B.:

- die validierende Grundhaltung,
- das validierende Gespräch und
- die klassische Validation nach *Feil* mit ihren Techniken.

44. Tipp: Nutzen Sie die validierende Grundhaltung

Die validierende Grundhaltung zeigt die Haltung der Pflegekraft an. Sie akzeptiert grundsätzlich die Erlebenswelt des Klienten und diskutiert nicht auf der logischen Ebene mit ihnen.

Es ist eine Grundhaltung, die in jeden Kontakt zu Klienten einfließt. Im Laufe unserer Berufsjahre entwickeln wir vor allem zwei bestimmte Haltungen:

- **Unsere Haltung als Pflegekraft uns selber gegenüber.**
- **Unsere Haltung als Pflegekraft den Klienten gegenüber.**

Wenn Sie eine validierende Grundhaltung einnehmen, kommen Sie oft – auch mit orientierten Menschen – gut aus. Mitmenschen gegenüber Empathie zu zeigen, ihren Aussagen und Empfindungen Glauben zu schenken, ist ungemein wertvoll. Es bedeutet aber nicht, dass Sie zu allem Ja sagen, sondern dass Sie deutlich machen, dass man Ihnen vertrauen kann. Das ist der erste und wichtigste Schritt in der Pflege von Menschen mit Demenz.

45. Tipp: Finden Sie heraus, was Sie über sich denken

- Was für ein Verständnis von Pflege und Professionalität haben Sie?
- Ist Ihnen bewusst, mit welcher inneren Haltung Sie pflegen?
- Sind Ihnen Ihre Übertragungen bewusst, die Sie – meist – unbewusst auf die Klienten und Kollegen übertragen?
- Sind Ihnen Ihre »blinden Flecken und Schattenseiten« bewusst?
- Inwieweit sind Sie offen für andere Menschen?

Diese Fragen können Sie sich immer wieder stellen, vor allem dann, wenn nicht alles »rund«läuft, wenn Sie mit etwas beschäftigt sind.

Nehmen wir das Thema Ärger: Da stellt jemand die Toilettenpapierrolle auf den Nachtschrank oder jemand prahlt mit irgendeinem Besitz oder Talent herum.

Fatalerweise ärgern uns tatsächlich die wenigsten Menschen, viel eher lassen wir uns ja ärgern. Da braucht nur jemand den »richtigen Knopf« bei uns zu drücken, bzw. unbewusst anzuregen, dann geht es schon mit dem Ärger los.Dies gilt natürlich auch für das Verhalten der Klienten und ihrer Angehöriger.

Paola Molinari stellte in einer Coaching-Situation folgendes Ärger-Modell vor:

Warum wir uns ärgern?

- Weil da jemand etwas hat oder tut, was ich auch gern hätte oder möchte (Faktor Neid: auf Fähigkeiten oder auch Materielles, auch auf Möglichkeiten wie z. B. eine bestimmte Stelle, eine Fortbildungsmöglichkeit, aber auch: das neue Auto, das Haus, die wohlerzogenen Kinder, die heile Ehe oder das Verhalten: ist liebevoller, geduldiger)
- Weil da jemand etwas zeigt, was ich selbst auch an Verhalten oder Eigenschaft haben, die ich aber unbewusst oder bewusst bei mir ablehne. Ganz klassische Situation: Ich ärgere mich über jemanden, der etwas ähnlich macht wie ich und ich finden es beim anderen doof, unangemessen, etc.
- Weil mich das Verhalten an etwas oder jemanden erinnert, was mir schon einmal Schmerzen bereitet oder mich verletzt hat und ich diesen Schmerz schon lange verdränge. Nun wird die Erinnerung durch das Verhalten des Gegenübers angeregt, also ärgere ich mich, weil der andere ja meine bisher aufwändig vermiedenen Schmerzen wachruft.

46. Tipp: Seien Sie kein Besserwisser

Was glauben Sie: Welche Rolle haben Sie für den alten Menschen? Meist sind wir Pflegekräfte in Pflegebeziehungen die Bestimmenden; wir »wissen, wo es lang geht – was zu tun ist«. Wir meinen vielfach zu wissen, was für die Klientin gut ist.

Diese soll sich waschen, soll mehr trinken, zur Toilette gehen, nicht so verwirrt sein etc. Wir leiten an, beraten und empfehlen bestimmte pflegerische Maßnahmen. Für fast alles haben wir eine passende Lösung.

Gerade in der Pflege von Menschen mit Demenz sollten wir diese Haltung gegenüber den Klienten aufgeben. Dort stehen »gestandene« Personen, erfolgreich alt gewordene Menschen vor uns, die meist genau wissen, was gut ist für sie.

Wir brauchen uns nicht immer einzumischen.

Diesen Satz formuliere ich bewusst so schlicht, ich sehe dahinter eine Erkenntnis, die uns von der Rolle der Pflegekraft wechseln lässt zur Rolle der Begleiterin. Wir begleiten die alten Menschen und ihre Prozesse während der »Aufarbeitung ihres Lebens«.

Fieber, Durchfall oder einem Flüssigkeitsdefizit können wir mit pflegerischen Maßnahmen gegenüber treten.
Seelische Schmerzen, die durch das Lösen alter, vergorener und bisher unterdrückter Konflikte entstehen, können wir nicht lösen und nicht nehmen.
Das ist einerseits erschreckend, weil uns deutlich wird, dass unsere Kompetenz oder Macht an eine Grenze gelangt. Andererseits setzt sie den alten Menschen in seiner Kompetenz wieder eine Stufe höher: Der alte Mensch wird schon wissen, was gut für ihn ist, schließlich ist er »damit« so alt geworden.
Uns kommt die Rolle einer seelisch klaren Begleiterin zu. Wir können Schmerzen nicht nehmen, aber wir können dabei sein, wenn sie jemand ausdrückt, ohne selber zu leiden!
Das ist für mich eine Facette von Professionalität.
In der Validation geht es um echte Begegnung, nicht um oberflächlich dahergesagte Sätze. Die Betroffenen spüren sehr genau, wie wir selber uns fühlen und wie ehrlich und »echt« wir ihnen begegnen.

47. Tipp: Nutzen Sie das validierende Gespräch

Das validierende Gespräch ist geprägt durch eine Grundhaltung in der Gesprächsführung. Hierzu gehören Elemente wie Empathie und Rapport (siehe Tipp Nr. 22 und 23), das bevorzugte sensorische System (siehe Tipp Nr. 26 und 27) und verbale Techniken.
Beim validierenden Gespräch zählt die Qualität, also Nähe, Begegnung, Kontakt und Entspannung, weitaus mehr als die Länge. Manchmal sind es gezielte ein bis zwei Minuten, die jemanden tief berühren und für Wohlbefinden sorgen.

48. Tipp: Seien Sie empathisch, aber leiden sie nicht mit

Zu den Grundvoraussetzungen einer validierenden Interaktion oder Begegnung gehören unbedingt Empathie wie auch tiefe Akzeptanz und Respekt für das Gegenüber. D. h. konkret: Sie fühlen sich in die Gefühlswelt des anderen ein, ohne dabei mitzuleiden. Nur so können Sie die Gefühle des Klienten verstehen und eine ähnliche Spannung oder Energie aufbauen.
Denken Sie nur daran, dass Sie sich z. B. mit einer guten Freundin unterhalten, die Ihnen von ihrem Kummer erzählt. Sie werden wohl kaum in lautes Lachen ausbrechen, sondern aufmerksam zuhören und eher traurig werden und so die Grund-

stimmung der Erzählung aufnehmen. Sie stellen sich stimmungsmäßig auf diese Freundin ein, ohne dass Sie selber Kummer haben.
Wichtig ist: Sie **fühlen** mit, aber Sie **leiden** nicht mit.

49. Tipp: Schaffen Sie eine vertrauensvolle Atmosphäre

Das Wort »Rapport« (siehe Tipp Nr. 22 und 23) beschreibt eine angenehme, vertrauensvolle, verständnisvolle Atmosphäre; einen besonders guten Kontakt zwischen zwei Menschen aufgrund von Gemeinsamkeiten. Der Aufbau des Rapports ist ein bedeutender und notwendiger Grundstein für die Entwicklung einer guten Kommunikation und die Basis aller erfolgreich angewandten verbalen und nonverbalen validierenden Kommunikationstechniken. Der erfolgreiche Aufbau und die Qualität des Rapports hängen davon ab, wie gut Veränderungen in der sensorischen Aktivität der Klientin beobachtet und angemessen beantwortet werden. Diese Beobachtungen und die Reaktion darauf müssen entsprechend trainiert werden.[32]
Achten Sie auch hier wieder auf sich selbst. Wenn Sie misstrauisch sind, tragen Sie dieses Gefühl in den Austausch mit dem Klienten. Haben Sie also Vertrauen in das, was Sie tun, was Sie sagen und vermitteln.

50. Tipp: Bestimmen Sie das bevorzugte sensorische System

Das bevorzugte sensorische System ist ein weiterer Baustein des validierenden Gesprächs (siehe auch Tipp Nr. 26 und 27). Um zu wissen, wie der Klient die Informationen und Reize aus der Umwelt verarbeitet, ist es sinnvoll, sein bevorzugtes sensorische System zu kennen.
Die fünf Sinnessysteme Sehen, Hören, Fühlen, Riechen und Schmecken sind Filter, Kanäle, oder eben Systeme, durch die wir die Eindrücke der Umwelt erleben und sortieren.
Die innere Repräsentation der äußeren Welt, der eigenen Lebensgeschichte, der eigenen Werte und Normen ist bei jedem Menschen unterschiedlich und prägt die individuelle innere Wahrnehmung. Jedes Erlebnis kann innerlich in Bildern, Gefühlen, Geräuschen, Tönen, Formen, Farben etc. repräsentiert werden. Wie diese Repräsentationen gestaltet sind, welche Sinneswahrnehmungen innerlich besonders stark oder schwach vertreten sind – dies ist von Person zu Person unterschiedlich. Hinweise dazu erhalten wir über die Wörter, die ein Mensch bevorzugt verwendet.

[32] Scharb, B.: Spezielle validierende Pflege. Springer Verlag, Wien New York 1999.

Erkennen wir daraus das System, ist es uns ein Leichtes, darauf mit den eigenen Worten und Themen zu reagieren.
Menschen, die bevorzugt visuell wahrnehmen, gebrauchen Wörter wie: sehen, visualisieren, zielen, Einblick, verschwommen, hell, Einsicht, Perspektive, scheinen, reflektieren, Anschauung, Aspekt, abzielen, klar, blau, beobachten, Blick, starren, zeigen, vorstellen, bezeichnen, klarmachen, durchblicken, vorhersehen, Ausblick, Horizont, Bild, ausschauen, farbig, illustrieren, Aussicht, überwachen, offenbaren, verschwommen, dunkel.
Sie sprechen davon, dass etwas »gut aussieht«, dass sie »Licht in die Angelegenheit bringen« wollen, dass etwas »sonnenklar« ist, dass sie auf etwas »zurückschauen«.
Menschen, die bevorzugt auditiv sind, nutzen Wörter wie: abstimmen, ankündigen, hören, sprechen, lärmen, Akzent, Rhythmus, laut, Ton, Geräusch, monoton, erwähnen, nachfragen, stimmen, bemerken, Musik, verstärken, rufen, schreien, klatschen, behaupten, bekannt machen, erklären, fragen, Gerücht, hörbar, klingen, kommentieren, verkünden, murmeln, Rede, rufen, schweigen, leise, Stichwort.
Sie treffen Aussagen wie; »Auf der gleichen Wellenlänge«, »das klingt gut« und »Wort für Wort«.
Menschen, die bevorzugt kinästhetisch sind, nutzen dagegen Wörter wie: warm, weich, zusammenkommen, vergleichen, glatt, rau, scharf, schneiden, schwer, schlüpfrig, abschneiden, aktiv, anstrengen, kontrollieren, dicht, fest, packend, handhaben, glauben, gehen, gefallen, umgehen mit, drücken, Angriff, schieben, Stress, greifbar, folgen, fühlbar, erfassen, empfinden.
Sie nutzen Ausdrücke wie: »Das fühlt sich gut an« – »Das liegt auf der Hand«.
Eine Auswahl der Wörter der Menschen, die bevorzugt olfaktorisch, gustatorisch sind: schmecken, sauer, riechen, Geschmack, würzig, bitter, salzig, süß, duftend, frisch, verraucht, parfümiert, erfrischend, saftig, Würze, stechend, Geruch, verräuchert, riechen, fad, stinkig, scharf, aromatisch, appetitlich, geschmackvoll, köstlich, vollmundig, süßlich, ätzend, wittern, wohlschmeckend.
Ausdrücke wie: »Das riecht gut«. »Den kann ich nicht riechen«. »Auf den Geschmack kommen«.[33]
Menschen, die in ihren Gesprächen auf derselben Ebene der Sinneswahrnehmung sind, verstehen sich gegenseitig gut. Andersherum: Menschen mit unterschiedlich bevorzugten sensorischen System haben oftmals das Gefühl, aneinander vorbeizureden. Sie nehmen Dinge anders wahr und verwenden ein scheinbar ganz anderes Vokabular.

---

[33] Sawitzki, E.: NLP für den Alltag; GABAL Verlag, Offenbach 1995.

Im validierenden Gespräch bietet das Wissen um das bevorzugte sensorische System eine Fülle an Reaktionsmöglichkeiten für mich als Pflegekraft:

- Verwendet der Klient »visuelle« Wörter, dann stelle ich entsprechende Fragen: »Wie hat sie denn ausgesehen?«- »War sie groß?« – »Was hat sie denn angehabt?«
- Verwendet der Klient »auditive« Wörter, dann lauten meine Fragen: »Was war das für ein Geräusch?« – »Wie hat es sich angehört?«
- Verwendet der Klient »kinästhetische« Wörter, lauten meine Fragen: »Wie fühlt es sich an?« – »Was haben Sie da gespürt?«

51. Tipp: Spiegeln Sie, was Sie sehen und hören

Im validierenden Gespräch kommt auch die Spiegeltechnik zum Tragen. Zum Gleichklang in der Sprache – also zum verbalen Gleichklang – kommt auch der Gleichklang in Körperhaltung, Mimik und Gestik, Atmung, im Tempo der Bewegungen und der Stimmqualität.[34] Spiegeln ist keineswegs ein schieres Nachäffen, sondern eine Form, einen Gleichklang herzustellen. Möglich ist dies – wie gesagt – mit der Sprache, der Tonalität, den Bewegungen, dem Rhythmus usw.
Dieses Spiegeln schafft Vertrauen und bildet eine Brücke zum Klienten: »Ah, da ist noch jemand, dem geht es ähnlich, oder der ist ähnlich »unterwegs«.« Dies betrifft speziell das Spiegeln, wenn dem Klienten weniger verbale Sprache zur Verfügung steht. Ebenfalls entsteht ein ganz besonderer Effekt, wenn Sie bestimmte, sich wiederholende Bewegungen wiederholen. Sie schwingen dann mit.

52. Tipp: Nutzen Sie verbale Techniken

Eine weitere Grundlage im validierenden Gespräch sind **verbale Techniken** wie z. B. das Zusammenfassen und Wiederholen des Gesagten. Dabei geht es um das Zusammenfassen von Inhalten, die der Klient gesagt hat, und auch um das, was hinter seiner Aussage steht sowie um das Wiederholen bestimmter Schlüsselwörter. Beispiele:

- »Sie vermissen Ihre Mutter?«
- »Da fühlen Sie sich ganz unsicher, alles ist weg und Sie wissen nicht, wie es weitergeht?«
- »Jetzt ist alles weg und Sie fühlen sich betrogen!«

[34] Scharb, B.: Spezielle validierende Pflege. Springer Verlag, Wien, New York 1999.

Eine weitere verbale Technik ist das Stellen von W-Fragen: Wer, Was, Wann, Wo, Wie, Womit. Fragen Sie aber niemals nach dem Warum, denn diese Frage provoziert beim Klienten den Druck, eine Erklärung zu produzieren und diese kann er meist nicht geben. Die Gefahr, dass er sich fühlt, als würde er »vorgeführt«, ist sehr groß. Im validierenden Gespräch gibt es noch ein wesentliches Element: Es geht darum, Lösungsmöglichkeiten aus der Vergangenheit zu suchen, um Gegenwärtiges zu bewältigen. Damit ist gemeint, dass wir annehmen können, dass die Klienten in ihrer Vergangenheit schon vieles erlebt haben, dass sie für viele Probleme Lösungen gefunden haben – sonst wären sie nicht so alt geworden. Unsere Aufgabe ist es, sie wieder an diese Ressourcen zu erinnern, sodass sie für das Heute evtl. Lösungen finden können.

Beispiel:
Eine alte Frau im Speisesaal eines Altenheims lehnt ihr Essen mit den Worten ab: »*Mein Essen ist vergiftet, ihr wollt mich umbringen.*« Vermutlich reagiert sie nicht positiv auf Körperkontakt, wie z. B. in den Arm nehmen.

Was können wir sagen? Eines ihrer Gefühle und Antriebe ist Misstrauen und Angst. Wir können fragen: »*Was* ***genau*** *ist denn passiert?*« Diese Frage gibt ihr die Erlaubnis, das, was sie bedrückt zu äußern und sie zeigt ihr, dass ich mich für sie und ihre Belange interessiere. »*Das kann ich Dir sagen, der da vorne tut mir immer Gift ins Essen. Die wollen mich hier nicht. Er soll weg. Ich möchte nach Hause, da war es immer gut.*« Darauf kann ich entgegen: »*Was für ein fürchterliches Gefühl, dass man keinem mehr trauen kann. Hier ist es schlimm für Sie und Sie wollen weg.*« Hier steckt die Bestätigung, das Zusammenfassen drin: »*Was ist denn das Schlimmste jetzt?*« Ich will den Druck herausholen, das Ursprungsgefühl und die Stärke des Gefühls auslaufen lassen und die alte Frau entgegnet: »*Die wollen mich vergiften, er ist böse. Das hat er schon früher so gemacht. Ja, es ist schon schlimm, das mir so etwas jetzt noch passiert. Die Welt ist schlecht geworden.*« Mit anderen Worten: Sie äußert ihr »Verlassenheitsgefühl.« Die Körpersprache ist eher ruhig, sie hält wenig Augenkontakt und maßvollen Abstand. Meine nächste Frage: »*Wie war es früher, als sie selber gekocht haben? Wie war es zuhause? Wie sah es bei Ihnen in der Küche aus. Und wie hat es dort gerochen, wenn Sie Ihr Lieblingsessen gekocht haben?*« Und die alte Frau erinnert sich: »*Ach, da war alles gut, morgens war so eine schöne Sonne in der Küche, ich konnte immer den Lindenbaum im Hof sehen. Meist gab es das, was ich schnell besorgen und kochen konnte, mein Mann war doch unten im Kontor, ich hatte wenig Zeit, die Kinder kamen nach der Schule und*

Tabelle 2: Das validierende Gespräch.

1.	Ich muss von eigenen Blockaden frei sein!	Das heißt konkret: Mir sollte klar sein, was ich mit dem Thema der betroffenen Person zu tun habe, was genau mich davon angeht. Wenn ich selber mit dem Thema der betroffenen Person nicht klar bin, dann neige ich dazu, blockiert zu sein. Daraus folgt, dass ich auch einen Teil an reflektierender Selbsterfahrung für mich als Pflegekraft zu praktizieren habe, sodass ich klar auf andere zugehe und deren Leid begleiten kann, ohne selber zu leiden. Auf jeden Fall sollte mir bewusst sein, was genau mich evtl. blockieren könnte, oder wo ich ins Bewerten gerate, was die Betroffene spüren wird.
2.	Präsent sein!	Präsent sein im Sinne von ganz da, ganz wach zu sein. Im Kontakt zu dem Menschen, den ich mit Validation begleiten möchte, muss ich wach sein und nicht zwischendurch an meine Alltagsorganisation, die Einkaufsliste oder das Gespräch mit meiner Vorgesetzten denken. Denn das ist für die andere Person zu spüren.
3.	Bewusstes Wahrnehmen von Aussagen und Verhaltensweisen des Gegenübers verbal/nonverbal	»Was genau hat sie gesagt?« Welches Verhalten wird gezeigt? Dies ist gerade dann wichtig, wenn die Sprache in ihrer Klarheit nachlässt. Gesten, Blicke und Handlungen kommt dann eine große Bedeutung zu.
4.	Erspüren, welches Gefühl hinter der Aussage steckt!	Damit ist gemeint, dass wir genau darauf zu achten haben, was genau die betroffene Person gerade sagt. Was steckt hinter ihren Worten? Welches Gefühl, welcher Antrieb, welches Bedürfnis, welche Sehnsucht? Beispiel: »Der Mann unter meinem Bett« kann verschiedenes bedeuten: Sehnsucht, Angst, Sorge ...
5.	In den Schuhen der Anderen gehen	Diese bekannte indianische Weisheit hat Naomi Feil übernommen. Damit ist ursprünglich einmal gemeint: »Bevor Du jemanden kritisierst, gehe eine Zeit in seinen Schuhen, oder lebe sein Leben.« Dann erst können wir den anderen Menschen verstehen, auch Dinge, die wir vielleicht vorher kritisieren wollten.
6.	Rapport herstellen	Das bedeutet: Vertrauen schaffen durch Gemeinsamkeiten. Im Englischen heißt es: »Wenn people like each other, they are like each other« Wenn wir uns mögen, dann ähneln wir uns.
7.	Zusammenfassen, Wiederholen, Schlüssel wörter, Fragen	Wir fassen das Gesagte, das Gemeinte noch einmal zusammen, sprechen es aus und der Betroffene kann sich hören und verstanden fühlen: »Ah, da hat jemand gemerkt, was mit mir ist.«
8.	Lösungsmöglichkeiten aus der Vergangenheit suchen/ finden	Wenn wir es durch Annahme, Fragen und Erinnern schaffen, den alten Menschen mit Ressourcen und Lösungsmöglichkeiten aus der Vergangenheit in Verbindung zu bringen, dann holt er sich selber seine eigene Hilfe. Die Hilfe aus seinem Leben.

ich wollte für sie da sein.« Jetzt kann ich die Ressourcen wecken: »Was haben Sie gemacht, wenn es schwierig wurde, oder Sie Angst hatten?« Die alte Dame entdeckt ihre eigenen Möglichkeiten: *»Ich habe immer auf mein Herz gehört, meine innere Stimme hat mir gesagt, was ich tun soll und was richtig und gut ist. Manchmal habe ich auch laut geschimpft, dann guckten DIE vielleicht!«* Jetzt schmunzelt sie, vielleicht ist sie sich ihrer Kraft in der Vergangenheit bewusst geworden.
»Kommen Sie, wir gehen ein paar Schritte zusammen.« Mit der Bewegung hat sie Chance, ihr Gefühl abzureagieren, ich stelle eine Gemeinsamkeit her, einen gemeinsamen Rhythmus, das Gehen. Vielleicht darf ich mich bei ihr einhaken, das gibt ihr Stärke und verbindet uns.

53. Tipp: Folgen Sie einem roten Faden

Ein roter Faden für den möglichen Verlauf einer Validation sieht nach meiner Erfahrung folgendermaßen aus:

1. Zentrieren, Luft holen, Klarheit bekommen, eigene Gefühle klären, neutral werden.
2. Fragen, Wiederholen, Essenz ansprechen.
3. Dabei das bevorzugte Sinnesorgan ansprechen/verwenden.
4. Nach dem Extrem fragen, mit der Absicht: »Luft rauszulassen«, und dann:
5. Nach dem Gegenteil fragen, z. B. über das Erinnern

Im Folgenden führe ich eine Auswahl an Validationsmethoden oder Techniken auf, die alle als individuelle Vorschläge zu verstehen sind. Jede von uns wird ihre »Lieblingstechniken« haben, sich mit anderen wiederum gar nicht anfreunden wollen. Wesentlich ist bei allem, dass wir authentisch sind.

54. Tipp: Zentrieren Sie sich

Das Zentrieren hat die Absicht, sich klar und offen zu verhalten, eigene Stimmungen aus der Situation heraus zu nehmen. Es geht auch darum, sich bei Vorwürfen oder Übertragungen nicht angegriffen zu fühlen, denn wir sind ja nicht persönlich gemeint. Mangelhaft orientierte Menschen können verletzend sein, sie verschrecken damit auch Freunde und Angehörige.
Um sich zu zentrieren, auf die eigene Mitte zu besinnen, ist es gut, sich auf den eigenen Atemrhythmus zu konzentrieren. Durch das Strömen des Atems kann es gelingen, möglichen Ärger oder verletzte Gefühle, Frust und ähnliches herauszulassen. Laut *Feil* öffnen wir uns für die Gefühle der Menschen, mit denen wir in Ver-

bindung kommen wollen, wenn wir unserem Ärger und unserer Frustration freien Lauf lassen.
Beginnen Sie jede Validationssitzung mit dieser Übung oder Maßnahme. Sie sollen Ihre eigenen Gefühle sozusagen »weglegen«, bevor Sie einer anderen Person einfühlend zuhören.

55. Tipp: Stellen Sie Fragen

Wenn wir fragen, bekommen wir Informationen, klären eine Situation. Und wir zeigen Interesse am anderen Menschen. »*Verwenden Sie eindeutige, nicht wertende Wörter, um Vertrauen herzustellen: Menschen, die gerade ihr Leben aufarbeiten, wollen ihre Gefühle nicht verstehen. Sie interessieren sich nicht dafür, warum sie sich so und nicht anders verhalten. Wenn man sie mit ihren Gefühlen konfrontiert, ziehen sie sich zurück.*«
Wenn Sie mit den alten, verwirrten und/oder desorientierten Menschen erfolgreich kommunizieren wollen, dürfen Sie sie nicht etwas fragen, was sie unter Druck setzt, ihre Empfindungen (z. B. Hilflosigkeit oder Scham) einzugestehen. Deshalb ist es nicht gut, nach dem »Warum« zu fragen, sondern Tatsachenfragen stellen: Wer, Was, Wo, Wann und Wie?«[35]
Dabei unterstützen wir die Person auch dabei, sich die Situation genau vorzustellen. Sie kann sich damit beschäftigen, sie nacherleben und Gefühlsdruck abbauen.
Beispiel:
Eine alte Frau hat in der Nacht ins Bett eingenässt, es ist evtl. der Beginn ihrer Inkontinenz, sie schämt sich und möchte es sich nicht eingestehen. So ist es evtl. eine für den Moment einfachere Lösung, die »Schuld« dafür jemanden anderem zu geben, z. B. der Zimmermitbewohnerin, dem Hausmeister, der dafür sorgt, dass das Dach undicht ist und es durch die Decke tropft. Wenn wir dann auch noch fragen: »Frau XY, warum haben Sie das gemacht?«, stellen wir die Person mitten in ihre Scham.
Viele Pflegekräfte scheuen diesen Schritt, Fragen zu stellen, weil sie denken, dass es den Betroffenen dann noch schlechter geht, jedoch ist das Gegenteil meist das Fall. Es darf endlich (in Begleitung einer liebevollen Person) das ausgedrückt werden, was raus will.
Beispiele:

- »Das ist aber ärgerlich! Was ist Ihnen denn passiert?«
- »Wie unangenehm für Sie. Seit wann ist das denn so?«

[35] Messer, B.: Pflegeplanung für Menschen mit Demenz. Schlütersche Verlagsgesellschaft, Hannover 2004.

56. Tipp: Wiederholen Sie und fassen Sie zusammen

Für Menschen in der Aufarbeitungsphase und auch in anderen Situationen ist es oft ein Trost, die eigenen Worte noch einmal von anderen zu hören. Wiederholen bedeutet, dass Sie den Sinn dessen, was der Klient gesagt hat, wiedergeben und dabei möglichst dieselben Schlüsselwörter verwendet. Gehen Sie dabei auch auf den Klang der Stimme und die Sprachmelodie ein.
Beispiel:
Eine Freundin ruft an, ihr Kind ist noch nicht von der Schule zurück, sie ist voller Sorgen und fragt mich, ob ich ihr Kind nicht zufällig an der S-Bahn oder auf dem Schulhof gesehen habe? Eine mögliche, für sie wohltuende Antwort wäre z. B.: »Iris, Du bist in Sorge, weil Deine Tochter noch nicht wieder da ist …« So erhält sie das Gefühl, dass ich sie mit ihrer »Not« oder »Sorge« verstanden habe.
Viele Pflegekräfte äußern in Übungssituationen, dass sie diesen Schritt in der Validation unangenehm finden. Sie befürchten, die unangenehmen Gefühle der Betroffenen noch zu verstärken. Dem ist m. E. nach nicht so. Im Gegenteil, wenn Sie das Gehörte und Wahrgenommene in Worte fassen, entsteht Vertrauen und Verständnis.
Antworten Sie

- »Sie sagen, dass Ihre Mutter weg ist und sind jetzt in Sorge, was wohl mit ihr passiert ist.«
- »Sie sagen, dass Sie nach Hause wollen, und haben bestimmt Sehnsucht nach Daheim.«

dann signalisieren Sie, dass Sie genau verstanden haben, worum es geht.

57. Tipp: Fragen Sie nach Extremen

Eine sehr wirksame Methode in der Validation ist es, ein Extrem zu setzen. Damit kann wirklich alles ausgedrückt werden, was raus will. Eröffnet werden kann es durch eine Frage wie z. B.: »Wann war es besonders schlimm?«
Diese Technik wird folgendermaßen angewendet: Fordern Sie die Person auf, bei einer Beschwerde an die schlimmste Möglichkeit zu denken. Wenn die Person jetzt an den schlimmsten Fall denkt, drückt sie ihre Gefühle intensiver aus und empfindet dadurch Erleichterung. Das geht uns allen doch so.
Beispiel:
Eine Freundin hat panische Angst vor der Führerscheinprüfung. Das Extrem lautet also: »Was machst Du, wenn Du durchfällst?« Jetzt ist das Schlimmste gesagt und

die Freundin kann – während wir Anteil nehmen – darüber nachdenken, was sie machen würde, wenn sie keinen Führerschein hätte, dadurch keinen Job bekäme etc. Das (gedachte) Extrem kann ins Auge gefasst werden, es kann ausführlich diskutiert, beweint und so nach außen gebracht werden.
Ein typisches Beispiel aus der Pflege:
Eine alte Frau vermisst ihr rotes Portemonnaie. Sie fragt jeden, den sie trifft und schließlich trifft sie auf eine Pflegekraft und sagt: »Sie haben mein Portemonnaie geklaut. Sie gucken schon immer so, als wenn Sie mir was Böses wollen. Hier kann man keinem trauen.« Die Pflegekraft antwortet, indem sie wiederholt: »Sie suchen Ihr schönes rotes Portemonnaie, und jetzt denken Sie, dass ich es geklaut habe. Wie sieht es denn aus? Wann haben Sie es zuletzt gesehen?«
»Ich weiß nicht, das ist mir auch alles zuviel, alles ist durcheinander«
»Sie finden sich nicht mehr zurecht und alles gerät aus den Fugen.«
»Ja, jetzt ist auch noch das ganze Geld weg.«
»War das schon mal, alles weg? Und Sie wussten nicht mehr, wie es weiter geht?«
»Ja, das war...«

58. Tipp: Fragen Sie nach dem Gegenteil

Sich das Gegenteil vorzustellen ist eine sehr effektvolle Validationstechnik, sie wirkt aber erst dann, wenn das »schlechte Gefühl« raus ist. Das heißt, wenn der Druck weg ist, dies geschieht u. a. am besten durch die vorhergehende Methode, das Extrem zu setzen.
Das heißt konkret, sich an etwas Angenehmes zu erinnern, an einen ressourcevollen Zustand.
Ein Beispiel:
Eine alte Frau will zu ihrer Mutter, sie vermisst sie. Nachdem wir nach dem Extrem gefragt haben, wie bspw.: »Wann fehlte Ihnen Ihre Mutter denn sehr?« kann sie sich an eine Situation erinnern, in der sie sich verlassen gefühlt hat. Solch eine Situation haben wir fast alle in der Vergangenheit erlebt, sie ist uns allerdings nicht präsent, da wir sie über Jahre erfolgreich verdrängen.
Wenn sie die Situation, z. B. von Verlassenheit »durchlebt« hat, ist Platz für das Gegenteil:
Z. B.: »Wann war es besonders schön mit Ihrer Mutter? Wie war es? Wie sah die Mutter aus? Was genau hat die Mutter gemacht ...«
Diese Methode führt oft dazu, dass man sich an eine bereits bekannte Lösung für das Problem erinnert. Vorausgesetzt, der sehr alte Mensch vertraut Ihnen.

59. Tipp: Lassen Sie die Vergangenheit lebendig werden

Die Erforschung der Vergangenheit führt dazu, dass man bereits bekannte Methoden wieder zur Lösung eines Problems einsetzt. So kann auch ein verwirrter Mensch mit einem aktuellen Problem leichter umgehen. Es ist für jemanden, der schon sehr alt ist, ziemlich schwierig, einen neuen Weg zur Lösung eines Problems zu finden. Eine validierende Pflegeperson kann einer Klientin dabei helfen, eine alte, bewährte Methode zu entdecken, wie sich aktueller Stress bekämpfen lässt.
Hinweis: Die beiden Techniken »**Sich das Gegenteil vorstellen**« und »**die Vergangenheit lebendig werden lassen**« werden zusammen eingesetzt.

60. Tipp: Halten Sie Augenkontakt

Sehr alte Menschen im Stadium der Zeitverwirrtheit und der Sich-wiederholenden-Bewegungen fühlen sich geliebt und sicher, wenn Sie ihnen durch engen Augenkontakt Anteilnahme vermitteln. Sogar ältere Leute, die nicht mehr so gut sehen, können den konzentrierten Blick einer validierenden Pflegerin fühlen, die ihnen direkt in die Augen sieht.
Wir selber kennen dazu zwei Phänomen: Wie wohltuend es sein kann, sich in den Augen des Anderen zu verlieren oder zu finden, je nachdem. Und wir spüren es, wenn jemand hinter uns steht und uns anschaut, auch auf eine gewisse Distanz hin.
Manchmal reicht es vollkommen aus, einfach nur den Augenkontakt ohne viele Worte herzustellen. Das kostet sehr wenig Zeit.

61. Tipp: Benutzen Sie eine mehrdeutige Sprache

Zeitverwirrte Menschen[36] und viele Menschen mit Demenz verwenden oft Wörter, die für andere keinen Sinn ergeben. Sie verständigen sich auch oft ohne Worte, und zwar auf verschiedene Arten, was das Verstehen sehr schwierig macht.
Es kann auch sein, dass sie im »Sing-Sang« sprechen, dass sie ihre eigenen Wörter geschaffen haben, um sich zu verständigen, oder um sich auszudrücken.
Wenn die alten Menschen auf diese Weise kommunizieren, dann ist es sinnvoll, bestimmte Fürwörter einzusetzen, die mehrere Lösungen zulassen Wenn Sie diese Mehrdeutigkeit zulassen, können Sie oft mit zeitverwirrten Menschen kommunizie-

---

36 Bezeichnung von Naomi Feil, Einteilung der Stadien.

ren, auch wenn Sie nicht verstehen, was sie sagen. Verwenden Sie Wörter wie »Er«, »Sie«, »Es«, »Etwas« oder »Jemand«, das lässt Spielraum offen, gibt aber vielleicht doch das Gefühl, verstanden worden zu sein.
Eine weitere Möglichkeit ist es, die Worte oder den Sing-Sang zu wiederholen und sich so einzuschwingen.

62. Tipp: Sprechen Sie sanft und liebevoll

Ungeduldiges oder unfreundliches Sprechen führt bei Verwirrten oft dazu, dass sie zornig werden oder sich zurückziehen. Hohe, sanfte Klänge sind wiederum für alte Menschen schwer zu hören. Es ist daher wichtig, dass Sie mit einer klaren, sanften und liebevollen Stimme sprechen. Oft führt eine solche Stimme eben genau dazu, dass Erinnerungen an eine geliebte Person wieder wach werden und das hilft dabei, Stress abzubauen. Das sorgt auch dafür, sich geborgen und geliebt zu fühlen.

63. Tipp: Spiegeln Sie Bewegungen und Gefühle des alten Menschen

Viele alte verwirrte Menschen (im 2. oder 3. Stadium) teilen ihre Gefühle oft ohne jede Hemmung mit. Um mit ihnen in Verbindung zu treten, kann es gut und wichtig sein, ihre typischen körperlichen Merkmale zu kennen und auch die Art, wie sie sich bewegen.
Der Zauber des Spiegelns liegt in seiner Absicht. Es geht nicht darum, jemanden »nachzuäffen« sondern »in seiner Sprache« zu sprechen, jedoch nur so weit, wie wir uns damit selber wohl und authentisch fühlen.
Um ihre Körperhaltung genau nachahmen zu können, sollten Sie folgende Einzelheiten genau betrachten:
Augen, Gesichtsmuskeln, Atmung, Veränderungen in der Hautfarbe, Kinn, Unterlippe, Hände, Bauch; wie die betroffenen Personen im Stuhl sitzen, wo sie die Füße haben sowie den allgemeinen Zustand der Muskeln. Wenn die Person, die validiert wird, auf und ab geht, gehen auch Sie auf und ab. Wenn die jeweilige Person heftig atmet, atmen auch Sie heftig.
Speziell diese Möglichkeit, den Atem, die Atemfrequenz in sich zu übernehmen, ihn zu spiegeln, schafft eine Verbundenheit mit dem alten Menschen. Wenn es mit der richtigen Anteilnahme und Echtheit ausgeführt wird, dann kann das Spiegeln sehr viel dazu beitragen, Vertrauen aufzubauen. Es ermöglicht Ihnen erstens, die Gefühlswelt von zeitverwirrten Personen zu betreten, und zweitens, mit ihnen eine wortlose Beziehung und auch eine Beziehung, die ohne Worte auskommt, herzustellen.

64. Tipp: Verhalten und Bedürfnis hängen eng zusammen

Setzen Sie das Verhalten des Menschen in Beziehung zu jenem menschlichen Grundbedürfnis, das nicht erfüllt wird. Die meisten Menschen haben das Bedürfnis, geliebt und umsorgt zu werden, tätig und nützlich zu sein und ihre tiefen Gefühle jemanden mitzuteilen, der mit Anteilnahme zuhört. Weitere Bedürfnisse sind Sicherheit, Anerkennung, auch bei der »Mutter« sein, zuhause – geborgen zu sein. Dass diese Bedürfnisse befriedigt werden wollen, kann sich sehr vielfältig zeigen.
Z. B. ein Auf- und Abgehen; die Suche nach Geld, Schlüssel, Papieren; nach Hause wollen; jemanden berühren; arbeiten zu gehen; unentwegt die Nähe zu anderen Personen suchen ...
Feil sieht es so: Wenn sehr alte Menschen schlagen, auf- und abgehen, reiben oder klopfen, kann eine validierende Pflegeperson diese Arten von Verhalten einem der drei Grundbedürfnisse zuordnen:

- sich sicher/geschützt/geliebt zu fühlen; nützlich zu sein
- spontane Gefühle ausdrücken können und gehört zu werden. (Wiederaufnehmen von Bewegungen, die mit der Arbeit verbunden sind)
- das Bedürfnis, eigene Gefühle auszudrücken.

Oft drücken wir unsere Bedürfnisse unklar aus. Wir sind es gewohnt, andere dafür verantwortlich zu machen, dass wir unsere Bedürfnisse nicht ausleben konnten/können: Die Lehrer sind schuld, die Pflegeversicherung ist schuld, mein Mann hat.., meine Frau hat... – so geht es immer weiter. Wenn wir jemanden verurteilen, ihn kritisieren und interpretieren, sind das häufig entfremdete Äußerungen unserer eigenen Bedürfnisse. »Sagt jemand: »Du verstehst mich nie«, dann teilt er uns in Wirklichkeit mit, dass sich sein Bedürfnis nach Verständnis nicht erfüllt«[37] (Rosenberg 2002, S. 67)
Marshall Rosenberg, der die Gewaltfreie Kommunikation entwickelt hat, ist hier als Quelle insofern interessant, als er viele Jahre intensiv bei Carl Rogers gelernt hat und dessen Prinzipien intensiv umsetzt.
Er sagt weiter: »Leider haben die meisten von uns nie gelernt, in Begriffen von Bedürfnissen zu denken. Wenn sich unsere Bedürfnisse nicht erfüllen, dann denken wir automatisch darüber nach, was andere Menschen falsch gemacht haben.«[38] (Rosenberg 2002, S. 67)

---

37 Rosenberg, M. B. : Gewaltfreie Kommunikation. Junfermann Verlag, Paderborn 2002
38 Ebd.

Daraus lässt sich schließen, dass stets jammernder, alter, gerade nicht orientierter Mensch (es betrifft auch die orientierten) seine wahren Bedürfnisse einfach nicht ausdrücken kann.

65. Tipp: Berühren Sie (den anderen)

Auch alte Menschen haben das Bedürfnis, die Gegenwart eines anderen Menschen zu spüren. Sie möchten nicht allein sein, sie suchen Geborgenheit und Körperkontakt. Hinter einer Berührung steckt die Annahme: »Da ist jemand, der mich so gern mag, dass er mich berührt.« Die meisten Berührungen, die alte Menschen erfahren, sind routinemäßig, weil pflegerelevant. Eine echte Berührung dagegen geschieht selten, viel zu selten.

Feil nimmt an, dass die alten Menschen, die in Phasen von Desorientiertheit leben, nicht mehr zwischen Personen, die sie ihr Leben lang gekannt haben und solchen, die sie noch nie zuvor gesehen haben, unterscheiden.

Um mit ihnen zu kommunizieren und um sie zu erreichen, müssen wir in ihre Welt eintreten und sie so berühren, wie sie von einer geliebten Person berührt worden sind:

Dazu schlägt *Feil* einige klassische Berührungen vor, wobei natürlich der Schwerpunkt auf individuell erfahrenen und erlebten Berührungen liegt.

- Leichte, kreisförmige Bewegungen mit der Handfläche auf der oberen Wange stimulieren das »Von-einer-Mutter-umhegt-Seins«. Ein Gefühl oder eine Geste, die viele von uns nutzen, wenn wir unsere eigenen Kinder berühren. Diese Berührung wird dann eingesetzt, wenn die Klienten intensiv mit ihrer Mutter beschäftigt sind, wenn sie sich nach dieser sehnen und wir in der Validation mit ihnen schon in der Stufe des **Erinnerns** sind. Es ist eine sehr intime und – wenn sie richtig gesetzt ist – wirksame Geste.
- Mit den Fingerspitzen leicht kreisen und dabei sanft auf den Hinterkopf drücken; dies stimuliert die Gefühle des »Vom-Vater-umhegt-Seins«. Eine klassische Geste, der Vater berührt häufig den Hinterkopf oder auch die Schultern seiner Kinder. Insbesondere dann, wenn er wenig mit der »Versorgung und Pflege« der Kinder zu tun hat. Diese Geste und Berührung kommt dann zum Einsatz, wenn das Thema Vater und die Suche nach der väterlichen Nähe in der Validation oder im Erleben der Klienten da ist. Die Geste kann allerdings – vorschnell eingesetzt – für Angst sorgen, wenn die Beziehung zum Vater nicht immer leicht, frei und sicher war.

- Entlang der Wange mit der Handfläche streichen, mit dem kleinen Finger unter dem Ohrläppchen, mit beiden Händen eine sanfte Streichbewegung den Kiefer entlang; dies stimuliert Gefühle des »Ehepartners/Geliebten«, eine sexuelle Beziehung. Diese Geste ist selbstverständlich eine sehr intime Geste, die dann zum Einsatz kommt, wenn Partner vermisst werden. Aber auch hier gilt: Erst wenn die Klienten in der »angenehmen« Phase des Erinnerns sind.
- Kleine kreisförmige Bewegungen mit gekrümmten Fingern auf dem Nacken, mit beiden Händen, stimulieren Gefühle des »Vater- oder Mutter-Sein«, das Berühren eines Kindes.
- Mit beiden Händen die Schultern und den oberen Teil des Rückens reiben; dies stimuliert das Gefühl, »ein Bruder/Schwester oder guter Freund zu sein«. Diese Geste ist in unserem Kulturkreis weit verbreitet, wir kennen sie alle. In der Geste und auch im Berufsleben ist sie verbreitet. In ihr liegt eine hohe Akzeptanz und sie vermittelt eine »leicht tolerierbare Form« von Geborgenheit.
- Die Waden leicht mit den Fingerspitzen berühren; dies simuliert die Berührung durch ein (Haus)-tier. Diese Geste kommt bei alten Menschen zum Einsatz, die z. B. in der Landwirtschaft tätig waren und sich in ihrer Erinnerung gerade dort befinden. Sicherlich kennen Katzen- und Hundebesitzer dieses Gefühl, wenn einem ein Tier um die Beine streicht.

Bitte beachten Sie, dass manche Menschen nicht immer berührt werden möchten.

66. Tipp: Setzen Sie Musik und Lieder ein

Wenn die Wörter verschwinden, kehren gut bekannte, früh gelernte Melodien wieder zurück.
Ein Phänomen, das jeder kennen lernt, der in der Altenpflege zu arbeiten beginnt. Eine kleine, bekannte Melodie, »gesummt« oder »gepfiffen«, lädt sofort einige alte Menschen zum Mitsummen oder Singen ein.
Lieder von früher sind uns vertraut, schaffen Erinnerungen an die Zeit, als wir sie gesungen (oder sie gehört) haben. Gleichzeitig bringt Singen uns auch in eine Schwingung mit Anderen, die Stimmen und auch die Texte tragen uns.
Es geht in der Validation nicht darum, »toll« zu singen, im Vordergrund steht die Nähe und das gemeinsame »stimmig sein«. In vielen Situationen reicht es vollkommen, miteinander zu summen oder zu singen.
Menschen im 3. Stadium sprechen oft ein paar Worte, nachdem sie ein bekanntes Lied gesungen haben. Musik gibt Menschen im 2. und 3. Stadium Energie und Kraft.

67. Tipp: Techniken für Stadium 1: Mangelhafte/unglückliche Orientierung

Naomi Feil gibt mit der folgenden Zusammenstellung einen roten Faden für die Validationstechniken, die den einzelnen Stadien entsprechen.
Dies ist selbstverständlich als Richtschnur und nicht an »Muss« anzusehen.

1. Zentrieren: Die eigene Mitte finden, die valierende Person gesteht sich eine evtl. Kränkung ein, stellt sie zurück und stimmt sich auf die Welt der Betroffenen ein, wechselt sozusagen das Paar Schuhe.
2. Verwenden Sie Fragen: »Wer, was, wo, wann, wie«. Erforschen Sie die Fakten: »Was ist passiert, wie sieht es aus, wie hört es sich, was sagt er/sie …?«
3. Formulieren Sie um. Wiederholen Sie das Gesagte mit den Schlüsselwörtern, die die Klienten gesagt hat, fassen Sie Inhalte zusammen.
4. Verwenden Sie dabei den bevorzugten Sinneskanal: Stimulieren Sie die persönliche Wahrnehmung der Klienten und machen Sie sich zugleich auch eine Vorstellung davon, wie sie wahrnehmen (also: sieht, hört, fühlt, schmeckt und oder riecht)
5. Verwenden Sie Polaritäten, fragen Sie nach dem Extrem, der schlimmsten Situation.
6. Ermuntern Sie, sich das Gegenteil vorzustellen, sich an etwas Warmes und Angenehmes zu erinnern. Regen Sie selber durch Worte oder Fragen dazu an.

68. Tipp: Techniken für Stadium 2: Zeitverwirrtheit

1. Zentrieren.
2. Fragen Sie nach: »Wer, was, wo, wann, wie?«
3. Formulieren Sie um und verwenden Sie dabei den bevorzugten Sinneskanal.
4. Verwenden Sie Polaritäten, fragen Sie nach dem Extrem.
5. Halten Sie Blickkontakt und sprechen Sie sanft und liebevoll. Dabei ist es wichtig, wirklich berühren zu wollen.
6. Beobachten Sie die Gefühle und Antriebe der Klienten, die Gefühle kommen meist klar heraus, für uns »noch Orientierte« manchmal viel zu offen. Die Validation findet mehr auf der emotionalen Ebene als auf der verbalen Ebene statt. Das Herz und die Nähe, die wirklich gute Absicht stehen im Vordergrund.
7. Spiegeln Sie, das heißt, passen sie sich dem Gesichtsausdruck, der Atmung (Tempo, Rhythmus etc.), dem Körperausdruck, also auch der Haltung, an. Übernehmen Sie die Stimmlage und das Sprechtempo.

8. Reagieren Sie mit Gefühl auf die Emotionen des Betroffenen. Dabei stehen Authentizität und echte Nähe im Vordergrund
9. Verwenden Sie mehrdeutige Wörter: »Er, sie, es, etwas, jemand«.
10. Suchen Sie einen Zusammenhang zwischen Verhalten und den Bedürfnissen. Versuchen Sie auch, sich selber die Situation zu erklären, dann wächst das Verständnis für die Klienten. Denn sie haben immer einen Grund dafür, warum sie so handeln, wie sie es tun. Die große Frage dabei ist: Welches Bedürfnis möchten sie gerade befriedigen?
11. Verwenden Sie Musik. Singen sie ein Lied, das zu der emotionalen Stimmung des Klienten passt.

69. Tipp: Techniken für Stadium 3: Sich wiederholende Bewegungen

1. Zentrieren.
2. Fragen Sie: »Wer, was, wann, wo und wie?«
3. Formulieren Sie um, wiederholen sie.
4. Verwenden Sie den bevorzugten Sinneskanal.
5. Polarität: Fragen Sie nach einer extremen Situation.
6. Berühren Sie und halten Sie Blickkontakt.
   Naomi Feil sagt: »*Von Bedeutung ist, wo Sie die Person berühren. Frühe emotional gefärbte Erinnerungen sind in den oberen Gehirnregionen für immer eingeprägt. Sie können also eine wichtige Beziehung zu ihrem Patienten in Stadium III herstellen, wenn Sie ihn so berühren, wie er als Kind von einer geliebten Person berührt wurde.*«[39]
7. Sprechen Sie mit ruhiger, klarer, fürsorglicher Stimme.
8. Beobachten Sie die Emotionen. Passen Sie sich den Gefühlen der Betroffenen an.
9. Verwenden Sie Mehrdeutigkeit und unbestimmte Personalpronomen.
10. Suchen Sie einen Zusammenhang zwischen Verhalten und Bedürfnissen.
11. Setzen Sie Musik ein.
12. Spiegeln Sie, seien Sie dabei echt, seriös und sensibel. »*Es ist kein Spiel; Menschen in diesem Stadium sind keine Kinder. Ihre Aufgabe ist es, die Ursache für dieses Verhalten zu begreifen, um ihr Verhalten mit den Bedürfnissen des Menschen nach Liebe, Identität oder Gefühlsäußerungen in Bezug zu setzen.*«[40]

---

[39] Feil, N.: Validation. Verlag Altern & Kultur, Wien 1992.
[40] Ebd.

70. Tipp: Techniken für Stadium 4: Vegetieren

1. Zentrieren.
2. Berühren.
3. Blickkontakt. Der Blickkontakt sollte auch dann gehalten werden, wenn der Klient die Augen geschlossen hat; es kann gut sein, dass er die Wirkung des Blickes spürt. Ein besonderer Erfolg ist es natürlich, wenn er einmal die Augen öffnet.
4. Eine aufrichtige, tiefe und fürsorgliche Stimme ist wohltuend, gibt Halt und Nähe
5. Verwenden Sie mehrdeutige Pronomen und Zweideutigkeiten und auch bekannte Schlüsselwörter oder »Lieblingssätze« des Klienten.
6. Stellen Sie einen Bezug zwischen Verhalten und Bedürfnissen her. *Feils* Beobachtungen und Kenntnisse im Kontakt zu alten Menschen brachten sie zu folgender Aussage: »*In diesem Stadium wird das Bedürfnis nach Liebe oft durch Falten, Wiegen, Spitzen der Lippen zu einem schnalzenden Geräusch geäußert. Das Bedürfnis, nützlich zu sein, wird durch Muskelbewegungen des früheren Jobs ausgedrückt. Das Bedürfnis, spontane Gefühle zu zeigen, wird durch Schreien, Fluchen, Klopfen, oder Weinen geäußert …*«[41]
7. Verwenden Sie Musik, Lieder, Gebete. Manche Klienten reagieren auch mit Gefühl und angenehmer Erinnerung auf Kinderreime und ähnliches. Aus meiner eigenen Tätigkeit im Nachtdienst weiß ich noch sehr gut um die schlaf- und wohlbefindensfördernde Wirkung eines liebevoll auf der Bettkante gesungenen »Gute-Nacht-Liedes«.

Es ist immer sinnvoll, sich den Techniken schrittweise und einzeln zu nähern, sie in Ruhe auszuprobieren, sich dafür nicht zu schämen, wenn Kollegen komisch gucken.

Es ist m. E. wichtig, sich mit den Techniken so anzufreunden, dass Sie sich dabei wohl und sicher fühlen.

Andererseits sagen viele Pflegekräfte zu Recht: »*Das mache ich doch schon jahrelang!*« Viele dieser Techniken sind uns in Fleisch und Blut übergegangen, wir führen sie bereits intuitiv aus.

71. Tipp: Ohnmachtsgefühle akzeptieren

Sicherlich verspüren wir in manchen Begegnungen mit alten Menschen, die aus ihrer Desorientiertheit heraus »verwirrt« handeln, Ohnmachtsgefühle. Wir wissen

---

[41] Ebd.

nicht, was wir tun, wie wir handeln sollen. Es verschlägt uns den Atem, wir haben keinen Überblick. Fühlen uns hilflos und klein. Das dürfen wir auch. Die Methode des Zentrierens (siehe Tipp Nr. 54). kann uns helfen, uns mit Ressourcen und klarer Distanz zu füllen.

Hilfreich ist es auch, wenn Sie Ihre Gedanken und Gefühle zum jeweiligen Klienten in die Pflegeplanung einbringen. Kommen Sie persönlich nicht weiter, dann hilft oftmals auch ein Coaching oder eine Supervision.

72. Tipp: Lesen und nutzen Sie die Pflegeplanung

Selbstverständlich findet die individuelle Situation des Klienten in der Pflegeplanung ihren Platz. Ebenso sollten mögliche Antriebe, Bedürfnisse, biografisch Bedeutsames erfasst und dokumentiert werden, aber auch erfolgreiche Validationstechniken.

Das kann eine kurze Zusammenfassung einzelner Techniken sein, die Erwähnung einer speziellen, sehr wirksamen Berührung und/oder ein besonderes Lied, Gebet, Ritual.

5 Die Grenzen der Validation

Aus meiner Erfahrung heraus gibt es natürlich ein Für und Wider hinsichtlich der Validation nach *Feil*. Die Vorteile habe ich schon ausführlich beschrieben. Doch die Validation hat auch Grenzen – ob Sie diese auch für sich sehen, müssen Sie ganz allein entscheiden. Dennoch möchte ich Ihnen einige Tipps geben. Vielfach wird der Vorwurf formuliert: »*Die Validation nach Feil hält dazu an, nach* ***unbewältigten Konflikten*** *bei desorientierten alten Menschen zu suchen. Diese Konflikte werden als Grund für die Desorientierung genannt, wobei medizinische Aspekte nur am Rande beachtet werden.*«[42] Tatsächlich kann die Validation zu dieser Art Suche verleiten. Sie ist eben keine Schablone, die man auf jeden Menschen stülpen kann (siehe auch Tipp 35).

Selbstverständlich wirken validierende Interventionen bei jedem Menschen anders. Manchmal ist sogar egal, ob die Diagnose »Demenz« gestellt worden ist – wenn die Validation gut tut, ist sie allemal sinnvoll.

Den meisten Menschen mit Demenz tun viele der validierenden Maßnahmen und natürlich die validierende Grundhaltung gut. Wie heißt es so schön: »Probieren geht über studieren!« Das gilt auch für die Validation, wobei natürlich Sensibilität und genaue Beobachtung der Wirkung sehr bedeutsam für die eigene Reflektion sind.

73. Tipp: Sie müssen keine Psychologin werden

Die Validation nach *Feil* wirkt auf einige Pflegekräfte zu »**psychologisch**«. Wenn Sie auch dieser Meinung sind, dann wäre es vielleicht sinnvoll, sich mit der IVA, der Integrativen Validation nach *Nicole Richard* zu beschäftigen. Diese Methode ist weit mehr in der verbalen Begegnung aufgehängt.

74. Tipp: Bestimmen Sie Ihren Zeiträuber – Validation oder Diskussion?

Die Frage ist, wie bei der Implementierung sämtlicher Neuerungen, Erkenntnisse und Veränderungen, ob Validation Zeit kostet.

Ich sage darauf direkt NEIN:

---

[42] KDA: Qualitätshandbuch Leben mit Demenz, Köln 2001.

Begründet natürlich aus der eigenen Erfahrung heraus. Die Klientin gleich »richtig« anzusprechen, zu erreichen, ist direkter und effektiver als eine Diskussion mit ihr. Ich möchte mich an dieser Stelle auf eine Studie von *Böhle* und *Weishaupt* beziehen, in der sie sich mit »menschlicher Zuwendung« in der Altenpflege beschäftigten[43].

Dort heißt es: *»Es gibt Pfleger, die eine Mauer zwischen sich und dem Bewohner aufbauen, dies erschwert die Arbeit, da sie die Mauer ständig überwinden müssen …« – »Wenn man nicht auf die Bewohner eingeht, sich keine Gedanken macht, kostet es letztlich mehr Zeit und Energie.«*

Ähnlich wie die genannte Mauer wirkt auch die Diskussion, mit der wir meinen, prekäre Situationen auf der kognitiven Ebene lösen zu können.

Primär zählt die Qualität der Begegnung, die Nähe und das Vertrauen, das – auch in kürzester Zeit – hergestellt wird. Diskussionen oder Pflegemaßnahmen, die noch durchgeführt werden sollen, obwohl der Klient mit etwas ganz anderem beschäftigt ist, kosten wesentlich mehr Zeit.

75. Tipp: Sie müssen keine symbolischen Deutungen vornehmen

Bei der Bestimmung der einzelnen Stadien nach *Feil* werden viele Handlungen der Menschen stark symbolisch gedeutet. *Feil* hat die Verwendung dieser Symbole während ihrer 35-jährigen Tätigkeit mit desorientierten Menschen beobachtet und festgehalten. Obwohl sie auch darauf hinweist, dass die Deutung von Symbolen nur vor dem Hintergrund der persönlichen Lebensgeschichte stehen kann, erscheint die Symbolik tatsächlich sehr schematisch.[44]

Seitdem hat sich schon wieder einiges geändert: Die Symbole, die einen Wert oder eine Bedeutung für ältere, nicht mehr orientierte Menschen haben, haben sich ebenfalls geändert. Bekannt ist sicherlich allen Pflegekräften, dass manche Klienten »Lieblingsstücke« oder Symbole haben. Auf Platz 1 steht die Handtasche, in der ALLES ist. Sie ist meist wesentliches Symbol für die gesamte Sicherheit oder Identität. Manchmal sind es auch die Hände selber, die Wohlbehagen oder ein kleines Kind sind.

Wenn Sie erleben, dass Klienten bestimmte Gegenstände häufig nutzen, können Sie davon ausgehen, dass diese Gegenstände eine große Bedeutung haben.

---

43 Lubatsch, H.: Dekubitusmanagement auf der Basis des Nationalen Expertenstandards. Schlütersche Verlagsgesellschaft Hannover 2004.

44 KDA: Qualitätshandbuch Leben mit Demenz, Köln 2001

76. Tipp: Vergessen Sie den Schauspieler in sich

»*Naomi Feil veranstaltet bei ihren Vorträgen ein* ***Schauspiel****«,* lautet ein oft gehörter Vorwurf. Ja, *Naomi Feil* ist eine ausdrucksstarke Person, die sich auch mit Theaterspielen beschäftigt hat. Eine Großveranstaltung vor einigen 100 Menschen stellt natürlich eine andere Herausforderung dar, als ein Workshop mit 20 Teilnehmern. Dennoch stellt sich die Frage: Selbst wenn *Naomi Feil* gern einmal schauspielert – bringt das die Validation als solche in Misskredit?

Es ist vielleicht eine besondere amerikanische Begabung, Themen dramatisch auf die Bühne zu bringen. Mich selber hat Naomi Feil bei einem Seminar persönlich sehr berührt. Zwischen uns lagen nur drei Meter und bei aller Power und Begeisterung, die sie hat, zeigt sie enorm viel Gefühl! Und genau darum geht es.

Sandra Masemann und ich haben die Methode des Validationstheaters entwickelt. Hierbei handelt es sich um eine Trainingsmethode, um sich in der Validation zu erproben. Mehr dazu finden Sie auf unserer website www.masemann-und-messer.com.

77. Tipp: Erkennen Sie Ihre Grenzen, wenn es um die Lebensaufgaben geht

Das KDA sieht einen Widerspruch bzgl. der Theorie der **unbewältigten Lebensaufgaben**. »*Feil geht einerseits davon aus, dass diese unbewältigten Lebensaufgaben niemals ganz gelöst werden, dass der desorientierte alte Mensch bis zu seinem Tod damit beschäftigt sein wird. Auf der anderen Seite gibt sie als Ziel und Forschungsergebnis der Validation an, dass unbewältigte Lebensaufgaben gelöst werden.*«[45]

Tatsächlich liegt hier ein Widerspruch, der sich auch nicht lösen lässt. Es erscheint sinnvoll, hier weniger auf das große Ziel zu schauen, als vielmehr mit den Methoden der Validation den Weg dahin zu ebnen. Auch wenn es letztlich nicht erreicht wird, die Lebensaufgabe also nicht gelöst wird, kann doch der Weg dahin für Erleichterung sorgen.

78. Tipp: Nutzen Sie Fortbildungen

Validation braucht **Fortbildung:** Ja, obwohl viele Menschen ein grundlegendes Validationsverständnis in sich spüren, vermag eine Fortbildung bzw. eine richtige

[45] Ebd.

Validationsausbildung die Validationstechniken zu verfeinern und mit einem theoretischen Rahmen zu verbinden.

79. Tipp: Spüren Sie, wann Validation erfolgreich sein kann

Die Zielgruppenbestimmung, die sich in *Feils* Büchern finden lässt, wird in ihren Vorträgen aufgeweicht. So unterscheidet sie in ihren Vorträgen nicht Menschen mit Demenz von desorientierten Menschen aufgrund unbewältigter Konflikte. Beides wird synonym verwendet. Auch die Altersgrenze wird von ihr selbst teilweise aufgehoben. So berichtet uns *Annemie Schmidt*, dass sie die Validation einfach dort einsetze, wo sie Erfolg zeige.[46]
Dieser Haltung möchte ich mich aus meiner Erfahrung heraus anschließen. Wenn ich sensibel auf die Klientin eingehe, spüre ich sehr genau, was bei ihr positiv oder negativ ankommt.

[46] Ebd.

6 Validation – Symbole und Symptome von A bis Z

80. Tipp: Arbeitspapiere zulassen

Es gibt Menschen, die, vorzugsweise in der eigenen Häuslichkeit, alte Zeitungen gleich stapelweise in den Ecken, in Regalen oder einfach auch auf dem Boden liegen haben, die sie selber nicht entsorgen wollen.
Eine mögliche Bedeutung ist: Es sind Arbeitspapiere, Fakten aus einem gelebten Leben. Sie geben dem alten Menschen das Gefühl, etwas zu haben, sicher zu sein, weil etwas da ist, weil er einen Schatz hat. Dazu zählen auch Servietten, Handtücher und ähnliches. Der Klient wird Ihnen deutlich anzeigen, was für ihn Bedeutung hat. Stellen Sie dieses und/oder ähnliches Material zur Verfügung.

81. Tipp: Baby-Ersatz akzeptieren

Babys erfahren in der Validation eine hohe Beachtung. Viele alte Frauen sind mit ihren Geburten, Fehlgeburten, Abtreibungen oder gestorbenen Kindern beschäftigt. Babys spielen in Frauenleben eine zentrale Rolle. Viele von uns kennen das, selbst wenn unsere eigenen Kinder schon groß sind. Sehen wir ein Baby, dann hebt sich unsere Stimme, unser Gesicht verändert sich, wir bekommen den typischen Babyduft in die Nase und möchten das Baby aufnehmen und drücken. Auch wenn es gar nicht unseres ist.
So ist es kein Wunder, wenn einige der alten Frauen, die phasenweise aktiv »junge Mutter sind«, Puppen, Teddys, ihre eigenen Hände, gerollte Handtücher oder ähnliches als Kind-Ersatz nehmen. Eine Vermutung kann sein, dass alte Frauen, die sich einsam fühlen, die wenig Liebe und Nähe erfahren, sich dann selber an ihre intensive Zeit als Mutter erinnern und sich dazu noch mit einem »Babyersatz« stimulieren. Dazu passen auch Lieder, die sich rund um die Babys drehen.

82. Tipp: Chamäleon – Stimmungswechsel tolerieren

So wie ein Chamäleon die Farbe wechselt, können auch desorientierte Menschen mehrfach täglich die Phasen, in denen sie sind, wechseln. Die Ursache für dieses Verhalten ist meist eine diagnosebedingte Affektlabilität.

83. Tipp: Durst stillen

Allgemein bekannt ist, dass das Durstgefühl bei alten Menschen nachlässt, sie empfinden keinen oder kaum Durst oder sie trinken weniger, weil sie unnötige und evtl. »schwer fallende« Toilettengänge vermeiden wollen. Diese Austrocknung kann ein desorientiertes Verhalten noch verstärken. Erschwerend kann der Tatbestand dazukommen, dass einige der alten Menschen sich in Gefahr glauben, vergiftet werden. Dies ist ein besonders wichtiger Moment für eine Validation. Der Mensch hat panische Angst, vor einem Kontrollverlust, vor einer Bedrohung etc.
Dem allseits vorhandenen Flüssigkeitsdefizit kann vorgebeugt werden, indem Pflegekräfte Trinkgefäße aus dem Altzeitgedächtnis nutzen, selber etwas mittrinken, Trinken zum Ritual werden lassen.
Auch alte Menschen, die in Arztpraxen warten, brauchen zwischendurch ein Getränk.

84. Tipp: Fluchen zulassen

Es kann gut sein, dass alte Menschen auch einmal heftig fluchen. Dies ist den meisten Pflegekräften vertraut. Primäre Bezugspersonen sind davon meist überrascht oder auch verletzt. Mit einem Ausruf wie: »Das hätte Mutti früher nie gemacht«, reagieren sie mit Unverständnis und Scham.
Es kann aber gut sein, dass das Fluchen seinen Grund hat. Vielleicht entsteht es aus einem Gefühl von starker Angst heraus, aus Überforderung, aus Ärger oder aus dem Bedürfnis, ein spontanes Gefühl auszudrücken.

85. Tipp: Handtasche – der ständige Begleiter

Die Handtasche ist ein unverzichtbarer Gegenstand im Leben vieler alter Frauen. Angefüllt mit allem, was das Leben zu bieten hat. Die Qualität des Inhalts ist für uns Pflegende nicht unbedingt auf den ersten Blick zu erkennen. Beim zweiten Hinsehen stellen wir fest, dass es meist eine Sammlung aus Taschentüchern oder serviettenähnlichen Papieren ist. Dazu kommen Brillen mit oder ohne Etui, vielleicht eine Geldbörse, Teelöffel, Krümel, eine Brotrinde. Es kann sein, das noch ein oder zwei Nylonstrumpfhosen und ein Foto in dieser Tasche stecken.

Für eine alte Frau, die sich wenig oder kaum in der realen Welt orientieren kann, erfüllt diese Handtasche eine Aufgabe: Sie kann die gesamte Identität der Frau ausmachen. Sie gibt Sicherheit, sie vermittelt evtl. das Gefühl, alles Wichtige beisammen zu haben. Man ist damit auf alles vorbereitet.
Was ist zu tun? Die Handtasche darf nicht verloren gehen, sie muss immer dabei sein, auch im Bett. Seien auch noch so viel Krümel darin, sollte die Tasche nur im Beisein der betroffenen Person aufgeräumt werden. Meist hilft es auch, für alles, was ausgeräumt wird, etwas Neues (Frisches) zum Einräumen anzubieten. Dies ist besonders wichtig bei verderblichen Lebensmitteln.

86. Tipp: Intuition beachten

Unsere pflegerische und menschliche Intuition, eine Ahnung davon, was mit dem anderen ist, sollten wir beachten. Häufig stimmt unsere Wahrnehmung, gerade wenn wir uns besonders gut auf eine Klientin »eingeschwungen« haben. Konzepte wie die Mäeutik bestätigen diese Intuition. Wenn Sie jedoch das Gefühl haben, recht schnell ein Verhalten des Klienten »abzustempeln«, dann braucht Ihre Intuition vielleicht eine kurze Erholungspause. Die sollten Sie sich dann auch gönnen. Validation ist Arbeit und dementsprechend anstrengend.

87. Tipp: Jesus als Glaubenssymbol

Jesus als Symbol für den Glauben gibt vielen Menschen Kraft. Gerade die früheren Generationen sind stark durch ihren Glauben und die daraus resultierenden Rituale und den Halt geprägt.
Ein wunderbares Beispiel von *Ute Schmidt-Hackenberg*: *»Nach einer Taschentuch-Aktivierung bat ich die Teilnehmerinnen und Teilnehmer der Gruppe, die Tücher doch wieder zusammenzulegen. Eine alte Dame fragte: »Katholisch oder evangelisch?« Jetzt war ich »verwirrt«. ... Gläubige katholische Hausfrauen aus ihrer heimatlichen Region legen ihre Taschentücher zweimal den langen Weg und dreimal den kurzen zusammen. Sie erinnern sich bei dieser Verrichtung an das Tuch, mit dem der Abendsmahlskelch (Längsweg) abgedeckt wird. Die Fünffach-Faltung weist auf die fünf Wunden Christi hin.«*[47]
Der Glauben bietet viele Möglichkeiten, auf validierende Weise den Klienten zu stärken. Das reicht von religiösen Liedern bis hin zu Gebeten oder Gesten.

[47] Schmidt-Hackenberg, U.: Wahrnehmen und Motivieren. Vincentz Verlag, Hannover 1996.

88. Tipp: Krawatten als Statussymbol

Das Grundbedürfnis, »Status und Prestige« zu haben, kann sich in Form von Krawatten ausdrücken, um Status nach außen zu dokumentieren. Auch das Tragen von Alltags- oder Sonntagskleidung, Schmuckstücken, Trachten, Statusobjekten ist wertvoll. Das kann auch der von vielen Frauen so geliebte Hauskittel sein, als Symbol ihrer Rolle als »Hüterin des Hauses«

89. Tipp: Machtspiele beobachten

Männer sind erfahrungsgemäß in der deutschen Altenpflegelandschaft unterpräsentiert. Sie werden in den Einrichtungen »umgarnt«, aber auch gefürchtet.
Wenn es zu Auseinandersetzungen zwischen weiblichen und männlichen alten Menschen kommt, dann sollten wir »abwartend dabei sein«. In dem Moment, in dem einer von beiden eine Machtposition einnimmt, ist der Zeitpunkt zur Intervention gekommen, vor allem, wenn wir davon ausgehen können, dass einige der alten Frauen sexualisierte männliche Gewalt erfahren haben. Ein normaler »Streit« oder eine Auseinandersetzung können aber auch »das Salz in der Suppe sein«.

90. Tipp: Nach Hause gehen

Wir alle kennen alte Menschen, die dort, wo sie jetzt sind, nicht bleiben wollen. Irgendwann stehen sie auf und wollen nach Hause. Nach Hause in ihre Wohnung, in ihr Haus, zu ihren Kindern, ihrer Mutter, ihrem Mann. Es ist ganz selbstverständlich und nachvollziehbar, dass sie den Ort, an dem sie jetzt sind, sei es ein Krankenhaus oder ein Altenheim, nicht akzeptieren können. Das ist ja nie und nimmer ihr Zuhause. Zuhause, das waren andere Menschen, mit denen man vertraut war, bekannte Gerüche und Geräusche. Jeder Gang und jede Ecke waren vertraut. Lange Jahre hat man dort verbracht. Und dort wo man jetzt ist, das hat doch nichts mit »dem wirklichen Zuhause« zu tun. Da ist es am besten, man geht schnall nach Haus. So wie es wir orientierten Menschen auch tun. Von daher sollten die Menschen, die als so genannte »Wegläufer« bezeichnet werden, umgetauft werde. Denn eigentlich wollen sie ja gar nicht weg, sie wollen irgendwohin.
Es gibt nichts verständlicheres als nach Hause zu wollen. Vielleicht ist es auch das Ende des Lebens, das viele, sehr alte Menschen als Zuhause empfinden.
Das Nach-Hause-Wollen ist eine der einfachsten Themen, um in gemeinsamen Rapport zu kommen. Denn, wenn Sie ehrlich sind, möchten Sie auch nach Hause. Wenn

Sie müde oder traurig sind, wollen ist das häufig der Fall. Hier stellt sich schnell eine Gemeinsamkeit ein, die Sie nutzen können. Genau hier können Sie zusammenrücken und sich nahe sein. Gesten, das gemeinsame Sitzen oder Sätze wie »Zuhause ist es einfach am besten«, bestätigen die Sehnsucht nach dem Zuhause. Auch wenn Sie dieses Zuhause, trotz all Ihren Bemühens, nicht schaffen können, ist es für die Klienten in Ordnung. Sie wissen, dass sie nicht zuhause sind.

91. Tipp: Qualen lindern

Sie können eine Qual, die alte Menschen spüren, nicht nehmen. Sie können diese jedoch durch Ihre klare, reflektierte, liebevolle und haltende Präsenz lindern. Zentral ist dabei – ohne Wertung, Schuldgefühle, oder eigene ausgelöste Probleme – Ihr Da-sein. In dem Wissen, dass es gut ist, da zu sein. Menschen achten normalerweise selber darauf, dass sie irgendwann mit »Weinen« aufhören. Es tut ja auch gut zu weinen, wenn man traurig ist oder zu schreien, wenn seelische Schmerzen nahezu unerträglich werden.

92. Tipp: Rituale achten

Rituale haben in unserem Leben eine hohe Bedeutung, die uns allerdings nicht immer präsent ist. Von klein auf werden wir mit Ritualen vertraut gemacht: »Putz Deine Zähne nach dem Essen, lege die Hände über die Bettdecke, halte die Gabel links …« Andere sind individuell: Ein abendliches Märchen und/oder Gebet auf der Bettkante. Die Art, sich für die Nacht und den Tag vorzubreiten, sich zu begrüßen, sich zurückzuziehen, zu feiern, allein zu sein etc. Diese Liste ist lang. Im Laufe des Lebens entwickeln wir unsere eigenen Rituale, sie sind uns selbstverständlich auch im Alter präsent und geben Sicherheit: *»Die Niveacremedose bitte so neben den Wecker stellen, ja, und die Nagelfeile liegt genau neben dem Etui. Das Fenster nicht auf, dafür die rechte Gardine einen handbreiten Spalt geöffnet lassen. Und das blaue Kissen kommt unter den rechten Fuß, das mit den Blumen unter den linken. Und das Kopfkissen neben das kleine Kissen legen und so einpuffen, dass oben mehr Federn sind …«*
Lassen wir dem Klienten dieses Ritual. Er schafft sich so einen eigenen Raum, der sicher ist und in dem er sich spürt.

93. Tipp: Schätze zulassen

Schätze sind nicht nur Geld, Häuser und Autos. Schätze können sein:

- Blicke in die Augen eines anderen Menschen,
- eine Tasche voll Papier,
- eine Hand, die meine im genau richtigen Moment hält,
- eine Wolldecke, an die ich mich klammern kann,
- ein Lied, das mich an etwas Schönes erinnert,
- etwas, was ich sorgsam versteckt habe.

94. Tipp: Selbstbefriedigung tolerieren

Die Berührung des eigenen Geschlechts in Form von Selbstbefriedigung ist eines unserer tiefsten Bedürfnisse. Es sollte nicht verurteilt werden. Leider wird es noch in vielen Einrichtungen tabuisiert. Den Klienten kann es gut tun, Freude und Kontakt zu sich selber bereiten und für Entspannung sorgen. Es kann eine Hilfe sein, wenn Sie Sexhefte oder Sexfilme zur Verfügung stellen. Überwinden Sie Ihre eigenen Tabus, um den Klienten Erleichterung zu verschaffen.

95. Tipp: Sterben begleiten

Der Tod wird im Alter immer allgegenwärtiger, er steht quasi schon vor der Tür. Die Zeit wird knapper und es kann deutlich werden, dass noch so manches erledigt werden muss. Dann kann es sein, dass jemandem plötzlich etwas einfällt, was noch erledigt werden muss. Das muss dann auch erledigt werden, um gut »gehen« zu können.

Wenn ein Mensch dann noch eine liebevolle, respektvolle und professionelle Sterbebegleitung erleben darf, ist das eine gute Art, von der Welt zu gehen, gerade in Verwirrtheit und Demenz. Aber es ist nicht nur das Liebevolle, das zählt. Es hilft auch zu sagen, dass »noch etwas schwer ist« oder »dass da noch etwas ist«. Erlauben Sie auch Frust, Ärger oder die eine oder andere familiäre Szene.

96. Tipp: Universelle Symbole kennen lernen

Naomi Feil stellt bestimmte Symbole, die zum Teil universell gelten sollen, dar: Nutzen Sie diese Zuschreibungen, sie bieten viele Möglichkeiten der Begegnung und der Validation.
Hier einige Auszüge:

Tabelle 3: Universelle Symbole nach Feil.

Symbol[48]	Mögliche Bedeutung
Schmuckstück, Kleidung	Wert, Identität
Eine Hand	Ein Baby
Ein Tuch	Wichtige Papiere, Backteig, Kinderkleider
Offener Raum	Der Flur von Zuhause, Himmel, Hoffnung
Schnalzendes Geräusch	Sicherheit, Genuss
Wiegende Bewegung	Mutter, Mutterschaft, Sicherheit, Genuss
Ein mächtiger Sessel	Penis, Mann, Ehemann, Sex
Messer, Gabel	Wut
Tiefe Stimme	Männliche Person
Socken, Schuh	Kind, ein Kind anziehen, Sexualorgan
Ein anzuziehendes Kleidungsstück	Geschlechtsakt, Freiheit, Sexualorgan
Die Pflegeabteilung	Nachbarschaft
Der Gang, Flur	Eine Straße in der Nachbarschaft
Rollstuhl	Auto, Fahrrad, Fahrzeug

48 Ebd.

7 Validation in Beispielen

Die folgenden Beispiele entstammen alle dem Alltagserleben. Sie sollen zeigen, wie Validation möglich sein kann.

97. Tipp: Verständnisvoll pflegen

Thea G./im Krankenhaus – Intensivstation

Situationsbeschreibung:

Thea G. ist gerade 93 Jahre alt geworden, sie lebt ohne Pflegestufe im Altenheimbereich eines Senioren- und Pflegeheims. Plötzlich kommt sie ins Krankenhaus, zum einen mit einer ganz klassischen Diagnose: Flüssigkeitsdefizit, zum anderen mit einem »unklaren Bauch«.

Sie liegt nach einer mehrstündigen Operation auf der Intensivstation, sie ist etwas unruhig, möchte ihren Gehstock haben, den sie immer neben sich stehen oder liegen hat. Auf der Intensivstation hat man ihr diesen Gehstock abgenommen, zugleich die Hände am Bettseitenteil festgebunden, da sie lt. Aussage der Fachpflegebezugsperson an ihren Infusionen etc. gezogen hat. Thea spricht davon, dass sie doch in ihrem Zimmer sei; sie deutet immer wieder auf die eine Seite im Zimmer und spricht von ihrem Wohnzimmerschrank

Sie spricht recht wirr, verwechselt Familienangehörige innerhalb der Familie, spricht Pflegekräfte mit Namen aus ihrer eigenen Familie an. Sie wechselt innerhalb eines Satzes die Situation, über die sie spricht, spricht in kürzeren Sätzen als gewohnt.

Zu den Pflegekräften sagt sie immer wieder: »*Macht mich doch los, ich will hier weg, ich muss mal!*« Sie scheint sich vollkommen unverstanden zu fühlen und wirkt traurig und verzweifelt.

Die Pflegekraft spricht davon, die Dosis des Beruhigungsmittels zu erhöhen.

Vermutung, wie es Thea G. geht:

Sie weiß nicht, wo sie ist, sie fühlt sich hilflos. Die ganze Situation, in der sie ist, kann sie sich nicht erklären. Sie kennt sich evtl. selber nicht mehr, da sie sich selber in der Situation nicht einordnen kann. Sie kennt keine der Personen, die um sie herum sind. Immer wieder bringt sie ihren Wunsch nach dem Aufstehen zum Ausdruck, nur keiner hört sie an oder beachtet ihren Wunsch.

Sicherlich hat sie große Angst und ein großes Bedürfnis nach Sicherheit und Zugehörigkeit, möchte Zuhause und aufgehoben sein, Nähe spüren.

Was tun im validierenden Sinne?

- Nähe geben, Körperkontakt und verlässliche Berührung herstellen und halten.
- Augenkontakt herstellen und halten (hier kommt das zum Tragen, was *Naomi Feil* einen warmen, tiefen Augenkontakt nennt, das wirkliche liebevolle Anschauen).
- Nicht korrigieren, auch nicht, wenn sie uns mit einem anderen Namen anspricht
- Aushalten, wenn Sie Schmerz äußert.
- Für adäquate Rahmenbedingungen sorgen (weniger Sedativa, ihren Stock als taktile Stimulanz zur Verfügung stellen, Flüssigkeitszufuhr erhöhen, dafür sorgen, dass sie ihre Hände frei bekommt ...)
- Berührung, Berührung, Berührung – aus tiefem Herzen.
- Wenn sie über ihre Erinnerungen spricht (z. B. wie sie ihren verstorbenen Mann kennen gelernt hat), diese bestätigen, in ihren Worten kurz ausdrücken und das dahinterliegende Gefühl ansprechen. Z. B.: »Wie aufregend war es, ihn das erste Mal zu sehen? Wie sah er aus? Was war das Besondere an ihm?«
- Ihr liebevolle Dinge sagen; z. B.: »Was für eine gute Oma, Frau, Mutter Sie sind«, »Wie schön ist es, dass Sie da sind ...«

Mehr können wir nicht tun, nur evtl. in der Institution Krankenhaus dafür sorgen, dass alte Menschen eine verständnisvollere Pflege erhalten.

98. Tipp: Toleranz üben

Gertrud G. im Altenheim

Gertrud G. war früher Lehrerin, eine allein stehende Frau. Als ich sie kennen lernte, hatte sie schon einige Jahre in einem Altenheim verbracht, die letzten Jahre lebte sie auf einem beschützenden Wohnbereich.

Eine typische Situation:

Gertrud G. ging auf den Fluren auf und ab, hielt sich kaum in der Nähe oder Gegenwart anderer Menschen auf. Dabei sprach oder sang sie in ihrem ganz eigentümlichen Singsang: »Da dissel da dassel, da dissel da du, da dissel da dassel, da dissel du.« Dazu bewegte sie den rechten Arm im Rhythmus auf und ab. Dies tat sie auch im Sitzen.

Wenn sie sich angespannt fühlte, z. B. etwas tun sollte, was sie nicht wollte (Essen, ins Bett gehen, auf dem Wohnbereich bleiben etc.), kam es vor, dass sie mit der rechten Hand auch mal schlug.

Vermutung, wie es Gertrud G. geht:

Sie wirkt so, als wenn sie sich überwiegend gut fühlt, in sich ruhend und zufrieden. Sie lebt allein, obwohl sie in einer Gruppe wohnt. Es kann gut sein, dass ihr »Singsang« ihr ein stimulierendes Wohlgefühl gibt.

Was tun im validierenden Sinne?

- So viel wie möglich in Ruhe lassen. Wenn man jedoch an ihr vorbeigeht, dann freundlich, kurz und höflich grüßen.
- Bei aktuellem pflegerischen Auftrag in ihren Singsang einsteigen, dabei mit vorsichtigem Augenkontakt eine Erlaubnis und einen Kontakt holen. Die Erfahrung hat gezeigt, dass das Lied »Es klappert die Mühle am rauschenden Bach« sehr gut von ihr angenommen wird und auch zu ihrem Rhythmus passt. Sie wurde während des gemeinsamen Singens mit ein, zwei Stichworten über die bevorstehende Pflegehandlung informieren. Die Pflege wurde dann kurz, sanft und zügig durchführen.
- Hohe Toleranz zeigen.

99. Tipp: Wünsche und Bedürfnisse berücksichtigen

Marie G., allein in Berlin Kreuzberg

Marie G. ist mittlerweile 102 Jahre alt, sie lebt allein in ihrer Wohnung, seit sie mit ca. 20 Jahren ihr Elternhaus verließ. Sie kann mittlerweile nur noch mit Hilfe aufstehen, ist inkontinent, isst Butterkekse und trinkt warme Milch aus einem Schnabelbecher.

Auf pflegerische Handlungen reagiert sie sehr unwillig; sie beginnt aus einer starken Verteidigungshaltung heraus zu schreien, zu treten und zu kratzen. Sie spricht nicht mehr, schreit nur ab und zu. Hin und wieder nimmt sie einen kurzen Augenkontakt an. Zufrieden wirkt sie, wenn sie in ihrem Bett liegt, Milch vor sich stehen hat, in Ruhe gelassen wird und in einer ihren geliebten Zeitungen zu blättern.

Vermutung, wie es Marie G. geht:

Sie lebte schon immer sehr selbstbestimmt, möchte in Ruhe gelassen werden. Vermutlich hat sie keine Vorstellung ihres Pflegebedarfs und kaum oder wenig Einsicht. Sie fühlt sich evtl. von Pflegekräften bei der Körperpflege und dem Vorlagenwechsel bedrängt oder bedroht.

Sicherlich hat sie zwischendurch Gefühle von Hilflosigkeit, meist jedoch wirkt sie zufrieden.

Was tun im validierenden Sinne?

- Marie G. vor jedem Kontakt kurz und herzlich begrüßen.
- Ihr gleich zu Anfang eine Milch hinstellen.
- Körperpflege so gestalten, dass sie absolut schnell abläuft, evtl. verlässt Marie G. dazu gar nicht das Bett. Gut ist, wenn sie selber den Waschlappen in der Hand

hat und sich selber wäscht. Je nach Tagesform kann dies begleitend durch die Hand der Pflegekraft geschehen.

- Bei Kontaktaufnahme und bei der Pflege ihre Bewegungen vorsichtig spiegeln, in »guten« Momenten einen kurzen Augenkontakt herstellen.
- Ihr das Gefühl geben, dass man ihre Wünsche beachtet.

100. Tipp: In Kontakt gehen

Gerda P. im Alten- und Pflegeheim

Gerda P. lebt in einem Alten- und Pflegeheim. Sie verbringt den ganzen Tag auf einem Stuhl im Tagesraum des Wohnbereiches. Sie sitzt viele Stunden dort und spricht vor sich hin, oder spricht zum Teil Pflegekräfte und andere Bewohner mit ihren sich immer wieder wiederholenden Sätzen an: »*Alle, alle, alle, jetzt ist fertig. Ja, alle. Alle? Jetzt ist alles fertig. War viel. Ja, alle, alle ...*«Sie wirkt zufrieden, in sich ruhend. Scheint mit Pflegehandlungen einverstanden zu sein.

Vermutung, wie es Gerda P. geht:

Sie scheint keine Probleme zu haben, stellt herzlichen Kontakt her, auch zu Fremden. Sie fühlt sich sicherlich integriert, da sie ja Kontakt zu anderen Menschen herstellt. Sie wird eine zufriedene ausgewogene Grundstimmung haben.

Was tun im validierenden Sinne?

- Kontakt durch direkte Ansprache und Nennen des Namens herstellen.
- Augenkontakt herstellen, halten.
- Mit ihr sprechen und dabei ihre Dialogform aufnehmen: »Ist alles fertig?« »Ja, alles fertig.« – «Alle? Wie schön, wenn alles fertig ist. Dann hat man ein zufriedenes Gefühl.« – »Ja, alle fertig.« Usw.
- Ab und zu, wenn sie mag, Kontakt und Berührung über das Halten und Streicheln der Hände herstellen.

Schlussbemerkung

So, wie alles in der Welt einer beständigen Veränderung unterworfen ist, so wird sich auch die Validation, wie sie von *Naomi Feil* vorgesehen war, weiter verändern. Aus anderen Formen wird etwas hinein fließen und umgekehrt. Jede Pflegekraft verändert die Validation. Jeder validierende Kontakt zum Klienten ist anders, weil natürlich jede Begegnung und jeder Mensch anders ist.

Es bleibt immer die Frage, die wir uns als professionelle Pflegekraft bei jeder neuen Information, bei jedem neuen Ansatz sowie bei Veränderungen stellen sollten: »Gefällt es mir? Macht es für mich und meine Arbeit Sinn? Was passt davon zu mir? Was glaube ich und möchte ich übernehmen? Wie kann ich es erlernen und mit meinem bisherigen Können und wissen verknüpfen?«

Literatur

Andreas, S.; Faulkner, C.: Praxiskurs NLP. Junfermann Verlag Paderborn, 1997.

Böhmer, M.: Erfahrungen sexualisierter Gewalt in der Lebensgeschichte alter Frauen. Mabuse Verlag, Frankfurt, 2000.

Conzen, P.: Erik H. Erikson. Kohlhammer Verlag, Stuttgart, Berlin, Köln 1996.

Erikson, E.: Identität und Lebenszyklus. Suhrkamp Taschenbuch Wissenschaft. Frankfurt 1973.

Feil, N.: Validation – Ein Weg zum Verständnis verwirrter alter Menschen. Reinhardts Gerontologische Reihe, München, 1999.

Feil, N.: Validation. Verlag Altern & Kultur, Wien, 1990.

Feil, N.; Sutton, E.; Johnson, F.: Trainingsprogramm Validation Baustein 1. Ernst Reinhardt Verlag München, 2001.

Heinze, R.; Vohmann-Heinze, S.: NLP – Mehr Wohlbefinden und Gesundheit. Gräfe und Unzer, München 1997.

KDA: Qualitätshandbuch Leben mit Demenz, Köln 2001.

Lubatsch, H.: Dekubitusmanagement auf der Basis des Nationalen Expertenstandards. Schlütersche Verlagsgesellschaft Hannover 2004.

Messer, B.: Pflegeplanung für Menschen mit Demenz. Schlütersche Verlagsgesellschaft Hannover, 2004.

O'Connor, J.; Seymour, J.: Neurolinguistisches Programmieren: Gelungene Kommunikation und persönliche Entfaltung. VAK Verlag für Angewandte Kinesiologie GmbH, Freiburg, 1995

Sawitzki, E.: NLP für den Alltag; GABAL Verlag, Offenbach 1995.

Scharb, B.: Spezielle validierende Pflege. Springer Verlag, Wien, New York 1999.

Schmidt-Hackenberg, U.: Wahrnehmen und Motivieren. Vincentz Verlag, Hannover 1996.

Register